# 临床试验历史大事时间轴

**1747** 年
詹姆斯·林德的坏血病试验

**1781** 年
本杰明·富兰克林开展第一个盲法临床试验

**1799** 年
约翰·海加斯证实了安慰剂效应的存在

**1898** 年
菲比格开展第一个随机分配的对照临床试验

**1906** 年
美国国会通过第一个食品药品监管法律《纯净食品和药品法案》

**1918** 年
阿道夫·宾格尔报告了一项应用了双盲设计的白喉治疗试验

**1925** 年
费希尔首次提出了实验设计的随机化原则

**1930** 年
美国化学局改名为食品和药品监督管理局(FDA)

**1937** 年
美国发生"磺胺"事件

**1938** 年
美国国会通过《食品、药品和化妆品法》

**1947** 年
《纽伦堡法典》发布

**1948** 年
希尔开展第一个多中心随机双盲对照临床试验

**1961** 年
"反应停"事件爆发

**1962** 年
美国国会通过《科沃夫-哈里斯修正案》

**1962** 年
希尔专著《临床与预防医学统计方法》出版

**1964** 年
第一版《赫尔辛基宣言》发布

**1972**年
塔斯基吉梅毒试验被美国媒体曝光

**1975**年
《赫尔辛基宣言》1975年版发布

**1978**年
《贝尔蒙报告》发布

**1978**年
美国FDA发布关于机构审查委员会的规定

**1981**年
美国FDA发布关于知情同意的规定

**1982**年
《涉及人的生物医学研究国际伦理准则建议》（简称 *CIOMS* ）发布

**1983**年
FDA发布关于申办者和研究者责任的规定

**1991**年
第一届ICH会议在比利时布鲁塞尔召开

**1993**年
*CIOMS*1993年版发布

**1995**年
WHO发布了《药物临床试验质量管理规范指南》（WHO-GCP）

**1996**年
ICH颁布ICH-GCP[E6（R1）]

**2002**年
*CIOMS*2002年版发布

**2005**年
WHO第五十八届大会决议倡议建立WHO国际临床试验注册平台

**2013**年
《赫尔辛基宣言》2013年版发布

**2016**年
*CIOMS*2016年版发布

**2016**年
ICH颁布ICH-GCP[E6（R2）]

A
Brief History of
Clinical Trials

# 临床试验简史

郑 航 著

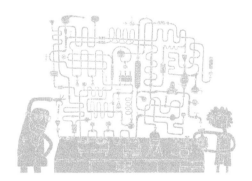

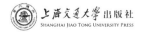
上海交通大学出版社
SHANGHAI JIAO TONG UNIVERSITY PRESS

## 内容提要

本书将临床试验的历史分为三个阶段。

第一个阶段是临床试验方法学的发展历史,即"智慧之路"的部分。临床试验方法学发展的历史,也就是随机对照双盲临床试验的发展历史。

第二个阶段是临床试验伦理与法规的发展历史,即"苍穹之下"的部分。梳理出美国现代药品注册管理的三大标志性法规的诞生历程和基本内容,以及从《纽伦堡公约》《赫尔辛基宣言》《贝尔蒙公告》《涉及人的生物医学研究国际伦理准则》等临床试验伦理原则的标志性法规文件,直到"临床试验的圣经"——GCP 的最终产生。

第三个阶段是临床试验产业化和工业革命的发展历史,即"工业革命"的部分。首次提出并阐述了临床试验行业三次工业革命的历史背景与内涵,并展望了临床试验行业的发展未来。

希望本书能打开一扇窗,带您领略临床试验的风光。

## 图书在版编目(CIP)数据

临床试验简史/郑航著. —上海:上海交通大学出版社,2020(2022 重印)
ISBN 978 - 7 - 313 - 23601 - 2

Ⅰ.①临…　Ⅱ.①郑…　Ⅲ.①临床药学—药效试验—简史
Ⅳ.①R969.4

中国版本图书馆 CIP 数据核字(2020)第 144969 号

临床试验简史
LINCHUANG SHIYAN JIANSHI

| | | | | |
|---|---|---|---|---|
| 著　　者:郑　航 | | | | |
| 出版发行:上海交通大学出版社 | | 地　　址:上海市番禺路 951 号 | | |
| 邮政编码:200030 | | 电　　话:021 - 64071208 | | |
| 印　　制:上海万卷印刷股份有限公司 | | 经　　销:全国新华书店 | | |
| 开　　本:890mm×1240mm　1/32 | | 印　　张:6.25 | | |
| 字　　数:135 千字 | | | | |
| 版　　次:2020 年 10 月第 1 版 | | 印　　次:2022 年 9 月第 2 次印刷 | | |
| 书　　号:ISBN 978 - 7 - 313 - 23601 - 2 | | | | |
| 定　　价:39.00 元 | | | | |

# 前　言

　　2018 年伊始，朋友推荐我看一本书，名字叫《人类简史》。这本书的作者是以色列的年轻历史学者尤瓦尔·赫拉利，他以自己独特的方式对人类文明的发展历程做了充满创意的重构和合乎逻辑的解释。

　　我原本并不喜欢看简史类著作，甚至有一些偏见，觉得一切简史都是快餐文化，更喜欢看一些对历史横截面进行细致入微解剖的作品，比如黄仁宇的《万历十五年》、孔飞力的《叫魂》等。这类作品，从阅读体验来说，可以让读者进入一个历史时期的深处，幻化为其中的一人，从而得到身临其境的感受。或许，从内心认同来说，我一直认为，只有这类书才能算得上传统意义上的学术著作？

　　但是我还是用了两周的零碎时间看完了《人类简史》。说实话，这本书不能算是严格意义上的学术著作，内容缺乏实证与严密的推理，但是逻辑也能够自洽，并且不乏有新意的观点。更为关键的是，作者写得很有可读性，我不知不觉地就进入作者的自定假设和逻辑演绎中去了。

　　这本书成为近年来炙手可热的畅销书，并且掀起了一股"作家写简史、读者看简史"的热潮。在书店里也随处可见各

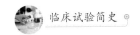

种简史陆续上架,诸如思维简史、文明简史、各国简史,以及各种门类细分学科的简史、宗教简史、职业简史,乃至酷刑简史、插花简史,不一而足。有一本书叫《法国甜点里的法国史》,通过对最不起眼的法国甜点发展演变史进行梳理,以小窥大,串起了波澜壮阔的法国历史,反映了法国历史发展的进程。更有意思的是,这本书居然是一位日本学者写的。

看的简史类作品多了后,我也逐渐开始认识到这类作品的价值所在。通过梳理某一领域的历史大脉络,可以从中总结出经验和教训,并且明晰未来发展的大致方向。更何况,对历史脉络的逻辑梳理和内涵提炼,本身就是一种创新,正如《人类简史》。

恰在此时,药物临床试验网的编辑司芳女士邀请我开设专栏,于是,我萌生了写一部《临床试验简史》的念头。

动笔之前,我对自己的起码要求是,一定不能满足于仅作为一个历史的搬运工和整理者,只对若干历史事件的时间轴进行简单罗列,而是要在畅游临床试验历史的长河中,梳理出历史发展的逻辑主线,提炼出历史发生的必然性,并且发掘其精神内涵和未来发展的趋势。

在梳理临床试验发展历史的过程中,我逐渐明晰了本书的逻辑脉络,把临床试验历史分为三个阶段。

第一个阶段,是临床试验方法学的发展历史,即"智慧之路"篇。

临床试验方法学发展的历史,也就是随机对照双盲临床试验的发展历史。在此之前,詹姆斯·林德的坏血病试验被公认为现代临床试验的起源。但是在埋头梳理文献以后,我发现临床试验的真正源头要追本溯源到神农尝百草的人类荒蛮时代。

从原始的"真实世界研究",逐渐发展产生出对照、安慰剂、盲法、随机和重复等临床试验方法学理念的里程碑进展,最终进入现代临床试验时代。

很有意思的是,进入 21 世纪以来,临床试验又开始看重真实世界研究,但是绝对不是对原始"真实世界研究"的简单回归,而是基于今天的医疗健康需求和研究技术进步,发展出更高层次的现代真实世界研究。同时,现代真实世界研究也不是对随机对照双盲临床试验方法的否定,两者是互相补充、各有所长的,在不同领域发挥着各自的作用,共同为评价药物临床价值做出贡献。

第二个阶段,是临床试验伦理与法规的发展历史,即"苍穹之下"篇。

进入 20 世纪 40 年代后,随机对照双盲临床试验的方法发展日趋成熟,并且在第二次世界大战结束以后,随着世界医药工业的突飞猛进,迅速被广泛应用于新药临床验证中。随之而来的,是关于临床试验的法律规制和伦理原则日益受到关注。本部分梳理出了从 20 世纪初开始,美国现代药品注册管理的三大标志性法规的诞生历程和基本内容,特别是 1962 年《科夫沃-哈里斯修正案》(*Kefauver-Harris Amendments*)的诞生,标志着基于有效性和安全性验证的随机对照临床试验正式成为评价新药能否上市的"金标准"。

另一方面,自从第二次世界大战中法西斯的非人道人体试验被曝光以后,临床试验的伦理原则开始进入人类关注的视野。第二次世界大战后的纽伦堡医生审判,产生了人类第一个临床试验伦理原则文件——《纽伦堡公约》。此后,随着违反临床试验伦理原则事件的不断出现,以及临床试验走向全球化,

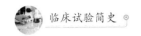

临床试验的伦理原则也不断发展，产生了《赫尔辛基宣言》《贝尔蒙公告》《涉及人的生物医学研究国际伦理准则》等临床试验伦理原则的标志性法规文件，直到"临床试验的圣经"——《药物临床试验质量管理规范》(good clinical practice，GCP)的最终产生。

第三个阶段，是临床试验产业化和工业革命的发展历史，即"工业革命"篇。

GCP的产生，提高了临床试验操作规范性要求，促使了临床试验的社会化分工，产生了以临床试验合同研究组织(contract research organization，CRO)和临床试验机构管理组织(site management organization，SMO)为标志性的专门从事临床试验的商业组织，以及临床研究监查员(clinical research associate，CRA)和临床研究协调员(clinical research coordinator，CRC)为代表的专门从事临床试验的从业人员，从而诞生了临床试验行业，此即临床试验第一次工业革命。

20世纪末，世界进入信息时代，临床试验也开始了信息化进程，产生了临床研究电子数据采集系统(electronic data capture system，EDC)、中心试验室、互动式语音应答系统(interactive voice response system，IVRS)等信息化平台手段，并且发展出丰富的各类产品和服务的供应商。在信息化的基础上，临床试验的传统监查方式也发生了变革，产生了远程中心化监查手段。这就是临床试验的第二次工业革命。

近年来，人类迈入了大数据和人工智能时代，而临床试验也跨进第三次工业革命的新征程，也就是大数据和人工智能化临床试验的时代。这个时代将彻底颠覆现有临床试验的组织模式和技术形态，一切才刚刚开始。

　　历时两年,终于完成了这个专栏,并且终于可以集结成书。在此我要感谢药物临床试验网,感谢网站站长汪金海先生、编辑司芳女士和读者一直的支持和鼓励。与此同时,为了写作此书,尽管查阅参考了大量的国内外文献、专著以及网络来源的信息,但囿于信息来源的有限以及个人水平的不足,仍难免有疏漏和谬误,敬请读者批评指正。

郑　航

2020 年 9 月

# 目　录

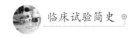

## 第三篇 工业革命

# 第一篇 智慧之路

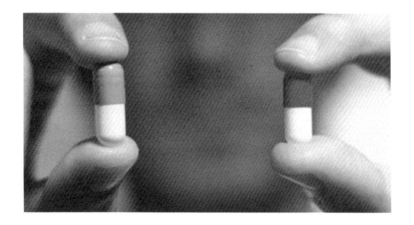

临床试验的源头要追溯到"神农尝百草"的人类荒蛮时代。从原始的"真实世界研究"发端,在历史的长河中,逐渐产生对照、安慰剂、盲法、随机到重复等临床试验方法的里程碑进展,最终发展到现代的随机对照双盲临床试验时代,这是从"真实世界"进入"理想世界"的过程。进入 21 世纪以来,现代的真实世界研究兴起,临床试验又由"理想世界"回到了"真实世界"。

# 一、神农尝百草

中国有一个地方，叫神农架。

多年以后的今天，"神农架"三个字仍然会让我想起，在县城图书馆的一本杂志上看到"神农架野人"图片的那个遥远的下午。尽管关于"神农架野人"的传闻，后来多数都被证伪了。

然而神农架真正的文化价值在于其名字，"神农架"三字和华夏始祖炎帝（也就是神农氏）有关。远古的时候，神农氏来到神农架区域，见到山势陡峭，森林茂密，认定必有奇药密藏。于是他在这里遍尝百草，寻访良药。"神农尝百草，日遇七十二毒，得茶而解之"，但神农氏最后终因尝断肠草中毒而死。这一传说就发生在这里，后人为了纪念神农氏，将这一区域命名为"神农架"。

神农氏在尝百草的过程中，识别了百草的特性和功效，教化先民食用不同的草药来治疗不同的病症，所以后人奉神农氏为中医药的祖师。同时，"神农尝百草"也成为原始的药物临床试验的象征。

"神农尝百草，中华医药兴"，这虽然是传说，但是"尝百草而医药兴"，这大抵是符合人类认知发展的历史逻辑的。"神农

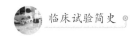

尝百草"的传说虽然是东方的,其内涵却可以代表全人类。"尝百草"的先民一定不仅只是一位黄皮肤的华夏先祖,而是很多位各种肤色的"神农氏"。

## 2

原始社会的先民们依靠从自然界寻找现成的食物充饥。可以想象,他们在食用采集来的野菜、果实时,可能会吃到一些有毒的植物而发生呕吐、腹泻等症状,甚至导致昏迷和死亡。另一方面,在样本量足够大的背景下,也必然会产生一些反面的案例。比如,某个腹泻的人,无意中吃了某种植物,腹泻就缓解了;或者昏迷中的人吃了某种野果后就变清醒了。由于受到生产工具和技能的限制,早期的食物必然是以植物为主,后来人们逐渐学会了狩猎和捕鱼,进而又增加了对动物类食物的应用以及特性认知。

天长日久,人们就逐渐积累起来一些经验:哪些东西可以吃;哪些东西不能吃;哪些东西可能导致中毒;哪些东西又可以起某种治疗的作用。这大抵就是药物最早的起源。

关于药物起源的历史逻辑推演,反映了三个基本认知。

第一个认知是"食药同源、药源于食"。人类因为对食物的生理感知和反应,发现某些食物具有某种治疗的功效,而且无毒,从而形成了"药物"的概念和认知。

第二个认知是"植物是人类最早认识到的可以治病的食物"。"药"字从"草"字头,中国古代称药物为"本草"。"药"的英语是"drug",原意是指干燥的草木。这表明无论东西方,人类最早使用的药物均来自植物。事实上,欧洲在相当长的历史时期里也都是一些基于经验的植物药。现在的西医、西药都是欧洲走出中世纪以后的事情了。

第三个认知是"关于认知的认知"。人类从开始"识药"到学会"用药"的过程，反映了人类逻辑思维发展的历程。通过无意识的饮食而发现药物的存在，是一种从特殊到一般的的归纳逻辑，进而用识别出来的药物去治疗一些对应的病症，这又是从一般到特殊的演绎逻辑。

从已经发生的事情的回顾中总结经验，归纳规律，并应用到实践中去，这是人类认知思维的一大飞跃，也是人类文明发展的一大步。不要小看这一点，懵懂初开的先民，正如蹒跚学步的幼儿，能做到这点已经非常不易。

但是到此为止，还不存在药物临床试验，直到"神农氏"的出现。

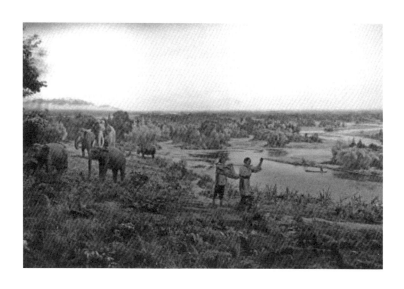

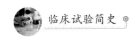 

*3*

我们的先民以无数人参与试错甚至以付出生命为代价，发现了食物的药用功效和毒性，逐渐积累起了对药物的原始认知，进而把药物从食物中渐渐分离出来，形成了一个独立而具体的概念。

有了"药物"这样一个明确的概念，渐渐地，就开始出现了"神农氏"这样的人。他们承担起主动寻找和确证药物的责任，以不怕牺牲的大无畏精神，以身试药，将一些具有某种功效而无毒的植物甚至动物等以药物的名义固定下来，并且按照用途予以分门别类，用于治病救人，形成了最早的传统药学和传统医学。

这个主动寻药、证药的过程，也就类似于现在药物研发的过程了。而"神农氏"们的药物研发手段就是"尝百草"，亲身去体验百草的价值和毒性。这些"神农氏"们既是新药研发的研究者，又是志愿者；既是临床用药的药师，又是医生，他们集四大角色于一身。

"神农尝百草"实现了把观察的主体从被动转向主动，把观察的方向从往回看转到向前看，走出了药物临床试验的第一步。符合药物临床试验的基本定义，即在人体（患者或健康志愿者）中进行以确定药物疗效与安全性为目的的研究。因此，"神农尝百草"就成了原始的药物临床试验的象征。

然而，这种以身试药的行为本质是一种观察试验法，更大意义在于对安全性的证实，而对有效性的判断是有问题的。最根本的问题就在于，在原始先民们有限的逻辑思维里存在一个基本的逻辑推断：如果尝了一种植物，然后病症好了，那么就认为一定是这种植物在起作用,也就是说,这个植物对此病症有疗效。

事实上,今天的我们很容易看出,这个逻辑推断若要成立,则隐含了两个预先假设。第一个假设:如果不吃药,病症就一定不会好,或者一定会恶化。如果不吃药而病症能自愈,那么就不能证明吃药和病愈之间有必然的因果关系。第二个假设:如果吃了药,病症却没有好,就说明药一定无效。如果吃了药而病症没有被治好,或者没有在有限的时间里迅速见好,就不能证明药物的有效性。

今天的我们可以比较容易地识别出这两个假设,但是以我们原始祖辈的智慧,却并不足以发现,更遑论解决了。而人类关于这两个假设的认知以及解决办法的探索,正是一条临床试验科学方法发展的智慧之路。这条路一走就是一千多年,走出了一部波澜壮阔的史诗。

# 二、从希波克拉底到阿维森纳

"神农尝百草"是中国的神话故事，代表了人类在启蒙时代对疾病病因和药物应用的探索。从本质上来讲，这种探索行为是一种基于个例的观察，然后凭借主观认知来评判某种植物是否具有某种功效；进而以这种评判作为指导，在患者身上尝试，如果碰巧"见效"了，则把这种植物作为"药物"正式记录下来，推广应用。

由于科学发展的原始性，古人这种对观察对象的主观认知有时候是很荒谬的。比如，他们常常通过类比联想来对很多观察对象的功效进行推断，从而做出很多轻率的"假设"。如《本草纲目》里提到：孕妇若吃了兔肉，生的儿子则会得"兔唇"；如吃蟹，"令子横生"；吃姜，"令儿盈指"；吃鳖，"令子项短"；吃雀肉，则"令子心淫情乱，不畏羞耻"；吃泥鳅和黄鳝会导致"滑胎"，等等。今天看起来，这些联想无不令人匪夷所思。

在西方，同样有一位"神农"式的人物，而且是一个真实存在的历史人物。他就是被称为"西方医学之父"的古希腊医学家希波克拉底（Hippocrates）。

我对希波克拉底的记忆来自二十几年前的大学开学典礼。在学校的大礼堂里，我们这些刚刚结束军训互相还不熟悉的大一新生,跟着讲台上的某位老师一起朗读医学誓言,也就是《希波克拉底誓言》。希波克拉底的贡献,除了这篇不朽的医学誓言,更在于他将观察性研究引入了医学。相比于我们古人的大胆联想,他的观察更加细致而完备,洞隐烛微,忠于事实。

每个人的智慧发育始于观察;整个人类的智慧进化同样如此。

在此之后的古罗马时期,最著名的医学大师盖伦(Galenus),除了在解剖学上的贡献卓越,于药物探索上,同样是通过对植物、动物和矿物药用价值的观察得出药物治疗作用的结论。可见,不论东西方,早期都是通过主观的观察和盲目的试验来发现药物,寻找病因。这种随机的观察性研究有其先天的局限性,即观察者无法排除无处不在的各种干扰因素。因此,也就无法解决第一章里提到的两方面的问题:一方面,某个患者的病症向好不一定与药物的应用有关;另一方面,某个患者的病症未见好转,也不一定就是药物本身没有疗效。

所以,问题的关键在于如何去伪存真,排除混杂因素的影响,发现本质。

## 2

希波克拉底去世 1 000 多年后,中世纪的伊斯兰"医学王子"阿维森纳(Avicenna)降临人世。阿维森纳是与希波克拉底和盖伦比肩的古典医学三巨匠之一,其巨著《医典》集希波克拉底和盖伦之大成。虽然,在今天来看,《医典》中的医学理论绝大部分是错误的,但直到 17 世纪,它一直是西方国家的医学教科书。

阿维森纳做了一个试验,仅凭这一试验的光芒,就足以让

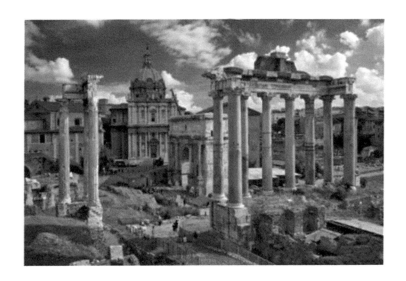

他流芳千古。

阿维森纳把两只体质相同、喂养方式也相同的小羊放在两个完全不同的环境里圈养。一只小羊的生活环境平静而安逸，另一只小羊却邻狼笼而居。不久以后，与狼为邻的小羊逐渐消瘦而死去。这一试验有力地证明了不良环境对生命状态的影响。

这一证明之所以是"有力"的，是因为它明确地做到了两点。第一，设立了对照。通过设立对照，把施加和未施加某干预措施（如本试验中的"与狼为邻"）对两只小羊进行比较，从而能够识别出干预措施是否真正发挥了作用。第二，强调了受试对象间的可比性。除了环境不同，两只小羊的体质和喂养等条件均同质可比。因此，最后的结果差异可以判断是环境因素所致。

阿维森纳的试验设计是很粗糙的,以今天的标准来看,还远远谈不上是严密的科研试验,结论依然很不可靠,但是其所包含的通过对照来求证干预措施效果的伟大思想是光辉的,是证明人类认知思维进化的化石。

与阿维森纳几乎同时代的另一个空间,中国宋代苏颂所著的《本草图经》里记载了一个类似的"对照试验"故事。这个故事描述的是如何分辨上党人参效应的一个试验。试验选择了两个人做对照,一人口含人参,另一人不含人参,分别步行三五里路。结果发现,不含人参者大喘,而口含人参者呼吸自如。这个故事也被认为是中国最早的含有朴素对照思想的临床试验记载。

3

遗憾的是,在阿维森纳之后的几百年间,设立对照这一极其重要的思想并没有得到推广和持续深入的研究。人们对阿维森纳试验结论产生的兴趣,远远超过了对其所反映的方法学智慧的关注。

一个人最大的无知在于不承认自己的无知,中世纪的西方就是如此。它是多个世纪以来对任何形式的科学试验起强烈阻碍作用的关键因素。希波克拉底或盖伦各自提出了一套古典西方医学理论,分别是体液学说和气质学说。它们作为所谓的"真理",为大学教授们所阐述,并从一本教科书抄录到另一本,在这些"真理"指导下产生的各种疗法,也被世代沿袭。

走出无知的第一步是认识并承认自己的无知。为了认识到进行对照试验的必要性,就必须对旧的理论和实践提出怀疑,并且承认无知。医师必须承认自己不知道是新疗法好,还

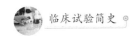

是旧疗法好，并且愿意接受任何的试验结论。然而，专家和医生们往往为了维护自己的权威，不断地在捍卫这些"真理"的地位，并且不愿怀疑自己，不愿承认无知。

另外，这也涉及伦理和技术的问题。医生认为必须用最好的方法治疗患者，这是理所当然的。如果对部分患者停用可能有益的旧疗法，而针对新的疗法展开试验，医患双方都会认为这是不道德的，并且存在很大的安全风险。而这里面的伦理和安全风险问题，远远不是那时候的伦理学发展以及技术发展水平可以解决的。

于是，万古如长夜，在等待一盏明灯。

# 三、詹姆斯·林德和伟大的坏血病试验

几千年来,人类的科学技术一直发展得非常缓慢。然而,从 16 世纪走出中世纪开始,西方的科技发展走上了"开挂"的历程。

在近年的畅销书《人类简史》里提到,500 年来,西方独领世界风骚的根本原因在于,走出中世纪的欧洲,用科学精神打破了神学的权威,人类开始承认自己无知。自此,人类才有了对真理永无止境的探索精神和不怕牺牲的探险精神,才有了后来的大航海时代和历次科学革命。

1519 年,葡萄牙航海家麦哲伦(Magallanes)率船队开始了首次环球航海。这一壮举的意义,不亚于 20 世纪的阿波罗登月之旅。这一次航海行动历时 3 年,出发时共 270 人,回到西班牙的时候,只剩下了 18 个人。这里面除了小部分人是在航海中发生冲突而丧命(包括麦哲伦自己)外,多数船员死于一种可怕的怪病,这种怪病就是现在所谓的"坏血病"。之后 200 多年的大航海时代,坏血病成为远洋海员所恐惧的"夺命瘟神"。

希波克拉底早在 2500 年前就有关于坏血病症状的记载。此后千余年,人类一直在寻找其病因和治疗的办法。其间,也

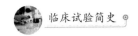 

偶然有人提到水果和蔬菜能够治疗坏血病,甚至有人提到了柠檬汁能治疗败血病。比如,公元1600年,前往东印度的水手们偶然发现在他们的饮食中加入酸橙和柠檬能够改善健康和挽救生命。但是这些记录或散见于作家的旅行笔记,或出现于土著居民的民间偏方,没有人做过系统的试验从这些成功案例里发掘真正的关键因素,从而形成系统的治疗方法,进而得出有价值的结论。

时势造英雄,英雄聚时势。随着欧洲的科学思想和试验思维在16世纪和17世纪的发展,终于在1747年,詹姆斯·林德(James Lind)在这个问题上取得了重大进展。

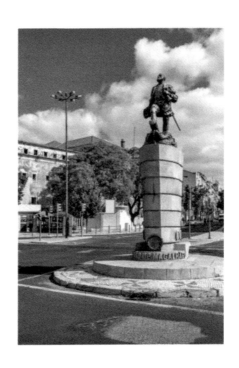

*2*

詹姆斯·林德是英国皇家海军的一名外科医生。因此,寻找坏血病的有效治疗手段正是他份内的职责。他博学多才,并富有怀疑精神,于是他从实践观察出发,质疑大量的关于坏血病民间疗法的真实功效,决定亲自设计试验,探究真正有效的治疗方法。1747 年 5 月 20 日,林德再次随船出海。这一次,他有机会实施了其亲自设计的试验,这一试验也使他的名字永垂史册。

试验是在出海两个月之后开始的,彼时坏血病患者开始在船上大量出现。林德选择了 12 个严重的病例,他们的牙齿已经开始发臭,皮肤出现瘀斑,疲乏无力,双膝软弱。林德把他们分成 6 组,每组 2 人。这 12 个人每天吃的正餐都相同,但每组添加的辅食则不同。这些辅食正是当时流传的治疗坏血病的民间方法,分别如下。

第一组:每日喝四分之一磅(约 200 ml)苹果汁。

第二组:每日三餐前服 25 滴芳香性硫酸,并用强酸性漱口剂含漱。

第三组:每日三次空腹服两茶匙醋。

第四组:把腿浸在流动的海水中(另类的治疗方法)。

第五组:每日吃两个橘子和一只柠檬。

第六组:每日三次服一种用大蒜、芥末、秘鲁香油等制成的配剂。

试验进行到第 6 天的时候,因为水果被吃光而被迫中止,然而这并不影响效果的显著性。吃橘子和柠檬的两位患者,其中一位已经恢复工作能力,另一位也基本康复。而其他组的患

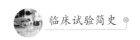

者则病情依旧甚至发生恶化。试验结果说明,橘子和柠檬有可能治好坏血病。

经历了一些周折,40 多年后,英国海军终于接受林德的建议,让每个海军官兵每天饮用柠檬汁。效果立竿见影,英国海军中的坏血病病例数量大幅减少,海军战力倍增,终于在 1797 年击败西班牙舰队,缔造了日不落帝国。

因为当时的医学知识和技术水平所限,林德没有能力判断出橘子和柠檬里真正起作用的成分。直到 20 世纪早期,人们最终发现,柠檬和橘子之所以能治疗坏血病,是因为含有大量的维生素 C。维生素 C 是参与人体合成胶原蛋白的关键成分。人体不能在体内合成维生素 C,因此在维生素片产生以前,必须从食物中摄取。随着维生素 C 的人工合成以及大规模工业生产,今天,坏血病已经退出了历史舞台。

3

詹姆斯·林德的坏血病试验之所以伟大,不只在于确证了坏血病的有效治疗方法,更在于其在临床试验方法学发展史上的跨时代地位。它是历史上第一次尝试用系统的对照试验方法检验药物的疗效。

我们来看一看林德设计的这样一个试验里闪耀的科学智慧。

第一,设立对照组。林德将试验对象分成若干组,用以对比治疗效果。林德设立的对照组包括了 5 组之多,囊括了当时主要的坏血病治疗手段。对照的理念在林德设计的试验里得到了强化和确认。

第二,在林德的试验中同时纳入了 12 个患者,每组 2 人。这虽然还远远谈不上大样本,更不要说样本量确定的科学性,但是林德表现出了通过增大样本量，减少意外因素的干扰，保证结果可重复性的伟大意识。

第三，注意了组间齐同可比性。林德的试验里的 6 组共计12 人，病情基本相似，主食基本一致，唯一不一样的就是每天所提供的辅食。

因此，林德的坏血病试验是人类历史上第一次系统的、有对照的临床试验，真正意义上走出了神农尝百草时代证实药物疗效的困境。正因为这一试验的意义非凡，每年的 5 月 20 日，也就是林德随船出海的那一天，被定为"国际临床试验日"。

林德设计试验的所谓系统性和科学性，是相对于那个时代而言的。以现在的标准来看，其试验方法也还很粗糙。启蒙者的工作或许在今天看来幼稚得很，然而其价值在于，从他们开始，世界就不一样了。

林德的这种以系统的科学方法来检验药物疗效的思想，如一盏明灯，照亮了后人，促使他们前仆后继，不断地发展和完善临床试验方法学。而这一切，正如本章开头所言，源于人类开始认识并承认自己的无知。

# 四、神奇的安慰剂效应

对照的思维非常伟大，犹如照妖镜，能够去伪存真。特别是对于一些自限性疾病，到底是治愈的，抑或自愈的，一对照就可能真相大白。

比如有一种疾病叫急性腮腺炎，发作起来腮帮子肿大如猪脸。中国过去有一种民间疗法，在腮帮子上画个老虎或者写个"虎"字，取"虎能吃猪"之意。不知道是谁想出了这么有浪漫主义色彩的疗法。大约 10 天左右，这个病可能就好了，于是这种民间疗法的疗效仿佛就得到了证实，并延传至今。实际上腮腺炎是腮腺炎病毒感染所致的一种自限性疾病，不画虎照样能好。要验证也非常简单，找一些同样症状的腮腺炎患者，一半画上虎或写个"虎"字，另一半不做特殊处理。10 天后看结果，即可见分晓。

詹姆斯·林德的坏血病试验以后，对照的思维逐渐在验证新治疗方法的疗效中得到应用，但如何设计对照不断面临新的亟待解决的理论和实践问题。首先面临的一个问题就是：选什么作为对照呢？

最直接的思路是选已有的旧治疗措施作为对照，也就是阳性对照。这也是在伦理道德上最容易被医生和患者接受的方法。如果新的治疗措施比旧的治疗措施更好,或者至少不比其差,那么就证明新的治疗措施是有效的。也就是说,这种比较的基准是新治疗手段不差于而不是一定优于对照组。这里有一个逻辑前提是,被选作对照的旧治疗措施应该是已经被证实有效的。如果还不确定其是否有效,那么新的治疗手段与之比较就没有意义了。

但是这种思路有一个很大的先天性缺陷:旧的治疗措施即使在过去已经被证实有效,但是在与新的治疗措施比较的这一次试验里,它是否体现出来了其有效性呢?事实上,这是不确定的,也是很难得到证实的。因此,在试验结束后,即使新旧治疗措施的两组受试者都痊愈了,也不能定论新疗法的疗效一定不差于旧疗法。因为存在这样一种可能性:新旧两种治疗措施都没有在本次试验中体现出其有效性,而两组患者的疾病可能都是自愈性的。

古时候更常见的情况是,对于一个疾病,根本就没有已被证实有效的治疗措施,也就没有可供选择的旧治疗方法作为对照。所以,另一个思路是设立不施加任何治疗措施的对照组,也叫空白对照。空白对照可以很好地排除疾病自愈的因素,而用治疗手段的差异来解释两组之间的效果差异。如果治疗组的受试者病情痊愈,而空白对照组未见好转,则可以证明治疗措施的疗效确切了。

这貌似是一个理想的结果,其实却未必尽然。治疗组患者的病情好转,实际上也可能不一定是治疗手段本身起了作用,而是一种神奇的效应发挥了功能。这种神奇的效应就是安慰剂效应。

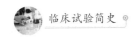

## 2

安慰剂的英文是 placebo,最初出现在用拉丁语翻译的希伯来文圣经中,是个宗教词汇,本义是"我请求尘世之主"(I will please the Lord in the land of the living)。在中世纪天主教的教堂中,常将这个词用于葬礼的悼词中,表达对逝者的一种赞美之意。后来,这类对逝者的过度吹捧和廉价奉承的葬礼悼词引起了一些人的厌恶,他们开始用 placebo 来形容取悦他人的虚假行为。于是,这个宗教词语以一种贬义的内涵进入了世俗的领域。

18 世纪,英国名医威廉·库伦(William Cullen)提出了"神经症"的概念。库伦甚至认为所有疾病都可以看作某种神经紊乱所致。医生则应该根据患者的情况,选择特定的药物治疗患者的紊乱;而对那些无药可治的患者,他主张用一些没有治疗作用的药物来安抚他们的紊乱。库伦给这些没有治疗作用的药物使用的名称就是 placebo,也就近似于今天的"安慰剂"的含义了。

库伦历史性地将 placebo 这个词语引入医学实践,并且赋予了其褒义的内涵。由于库伦在医学界的崇高地位和影响力,这个词语的医学内涵被逐渐推广。1785 年,再版的英国《新医学词典》正式将 placebo 一词收录进新医学词汇,并将其定义为"无特定疗效的方法或药物"。从此,库伦彻底转换了 placebo 的词义,将它从一个宗教词汇转义为医学术语——安慰剂。

也就是说,库伦所定义的安慰剂,是一些本身没有任何治疗作用的药物。但因为患者对医生的信任、患者的自我暗示以及对某种药物疗效的期望等，故而起到一定镇痛、镇静或缓解症状的作用。对安慰剂内涵的范畴，不限于药物，还包含了一切基于此原理和其他治疗方法（安慰疗法）。

然而，将安慰剂引入医学实践的库伦可能万万想不到的是，安慰剂（或安慰疗法）竟真的能治病！

## 3

伊莱沙·珀金斯（Elisha Perkins）是英国在北美康乃狄克殖民地的一名医生。美国独立后，珀金斯于 1796 年获得一项发明专利：一种命名为珀金斯牵引器的治疗仪——两根 3 英寸（约 7.5 cm）长的铁铜合金棒。珀金斯声称该治疗仪可治疗头部和脸部的炎症以及风湿和疼痛。治疗方法很简单，用治疗仪在患病部位按压 20 分钟，就可以把有害的致病电子液引出体外。珀金斯宣布他的珀金斯牵引器治愈了 5 000 人，并且在欧洲受到热烈追捧。他更是争取到了欧美多位著名医生以及社会名人的支持，连美国第一任总统乔治·华盛顿也买了一套。

1799 年，英国名医约翰·海加斯（John Haygarth）着手研究珀金斯牵引器的真实效果。他设计了一个对照试验。第一天，他使用木头仿制的帕金斯金属棒，给 5 位风湿病患者进行治疗，其中 4 位患者表示疼痛得到缓解。第二天，他用珀金斯牵引器对他们进行治疗，同样有 4 位患者报告了病情缓解。海加斯的结论是：这两种干预措施缓解症状的效果并没什么差别，根本就用不着使用这么昂贵的金属棒。更可贵的是，海金斯进一步认识到：心灵的热情和由想象引起的期待可能会对身体状态和疾病进程产生神奇而强大的效应。

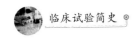

海加斯发现的这种神奇的效应,被后人称为"安慰剂效应"(placebo effect)。简而言之,安慰剂效应就是指患者虽然接受无效的治疗,但却"预料"或"相信"治疗有效,从而使得疾病症状得到缓解的现象。

回到本章开头的空白对照。因为有了安慰剂效应的概念,在与空白组比较的情景下,我们则会面临一个新的困境:无法判断是新的治疗措施在发挥作用,还是安慰剂效应在起作用。而海加斯天才般地通过木头来模拟治疗仪,人为地设置了一个"安慰剂对照组",从而解决了空白对照组不能检验安慰剂效应的难题。

自从神奇的安慰剂效应被发现后,西方的医学发展进程出现了重大转折,而药物临床试验的方法学也自对照思维确立以来,取得历史性的大突破。这一切,随着安慰剂角色的历史浮沉,将逐渐得以澄清。

# 五、安慰剂的历史浮沉

自从人类社会出现了"医"和"药"的概念后，就逐渐形成了一个坚信不疑的理念：生了病就得就医，并且进行治疗（主要是指药物治疗）。然而，安慰剂效应的发现，对这个理念产生了颠覆性的冲击。

西方的医生们开始关注到一个现象：以往认为有确切治疗效果的药物或疗法，似乎和安慰剂或安慰疗法的疗效别无二致。更让人惊诧的是，许多本来认为如果不治疗必死无疑的疾病竟然是可以自愈的！一些医生逐渐对西方传统的权威医学理论以及在这些理论指导下产生的疗法产生怀疑，有些离经叛道的年轻医生则干脆放弃了对患者的一切治疗，代之以基本的生理护理和心理安慰。

怀疑的种子一旦发芽，就恣意生长，在医学领域的表现就是对安慰剂效应的无限迷恋。以至于在 19 世纪的相当长一段时间内，西方的医生们不再关心如何治疗患者，而是让自己变成一个安慰者、观察者和记录者。安慰迅速取代了治疗，医学从积极进取转向了消极无为。诡异的是，这一段时期竟然成为西方历史上医患关系的"黄金时期"。

直到近代西方科技革命开始以后，现代医药相关的基础学

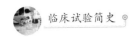

科如微生物学、免疫学、生理学、药理学等强势崛起、突飞猛进，才彻底摧毁了西方传统医学的旧大厦，并在废墟上建立起了现代医学和现代药学的新大厦。在此基础上，药物的研发进入新时代，越来越多的疾病找到了真正有效并延续至今的治疗方法。这是个很有意思的历史现象和哲学命题，否定之否定，迎来了更高层次的肯定。

2

科学的昌明把安慰剂从神坛上请了下来，经历了一段时间的沉寂，直到第二次世界大战时期，美国的比彻（Beecher）医生才将安慰剂带入了现代的视野。

比彻是第二次世界大战战场上的一个美国麻醉师。在攻占意大利南部海滩的一次战斗中，镇痛剂很快用完了，伤兵因伤痛而哀嚎。万般无奈之下，比彻让护士给伤兵注射没有药物活性作用的生理盐水，并以"强力镇痛剂"告之伤兵。让比彻震惊的是，这些注射了生理盐水的伤兵居然停止了哀嚎，止住了疼痛！

这一情景让比彻印象深刻，并影响了他此后一生的轨迹。战后，他回到美国，致力于验证药物疗效的研究，并于1955年在《美国医学会杂志》（*JAMA*）上发表了著名的论文《强大的安慰剂》（*The Powerful Placebo*）。在这篇关于安慰剂的里程碑论文里，他描述了数十个常规药物的效果其实来自安慰剂效应，并宣称35％的患者能从安慰剂治疗中获益。比彻的论文引起了学者和公众对安慰剂效应的再次广泛关注。人们开始思考，安慰剂效应到底有多大的作用？其本质机制又是什么呢？

20 世纪后半叶，随着神经生物学的发展，人们对安慰剂的作用机制开展了系列的研究。比如，有研究发现，如果用化学药物阻断患者大脑内的内啡肽（一种天然的镇痛剂）分泌，就可以部分阻断安慰剂效应。另有研究显示，多巴胺（一种影响情感和愉悦、引发"奖赏"的神经递质）的分泌会受到安慰剂的影响。也就是说，安慰剂本身并不会产生任何生理效应，而是通过心理和环境因素的刺激，激发相应的神经内分泌机制，然后影响机体的生理和代谢功能，最后表现出一定的生理作用。

可见，安慰剂之所以能产生生理效应，其根源不在于"安慰剂"本身，而是"安慰"二字的内涵。一旦失去了"安慰"内涵的实践，"安慰剂"就不能称之为安慰剂，也不能产生安慰剂效应。

因此，安慰剂效应不是万能的，其作用大多是集中于功能性疾病领域。比如对于镇痛，安慰剂效应能够显著影响患者对疾病的态度或信心，从而影响治疗结果。但对于器质性疾病，安慰剂效应可能就无能为力了，比如骨折、肠穿孔等。另外，安慰剂效应的机制也决定了其作用的发生是不稳定和无规律的。这也很好地解释了为什么对于某些传统疗法，有人觉得有效，有人觉得无效，其根本原因可能就是这些药物或疗法的所谓效果实质上在相当大的程度上就是安慰剂效应。

### 3

比彻在《强大的安慰剂》一文的结尾明确指出，只有强于安慰剂效应的药物作用才能认定为有效药物。他的结论得到了美国食品药品监督管理局（Food and Drug Administration, FDA）的认可，并推动 FDA 作出规定，在不违背伦理原则的情况下，任何临床试验都应该尽力排除安慰剂效应。

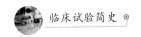

此后,与安慰剂组对照成为新药临床试验的不二法则。也就是说,要证明一个新药的临床有效性,不但要看该药物是否对患者有疗效,还要看是否比安慰剂更有效。所谓"更有效",意指满足以下2项或至少其中1项条件:

(1)该药物比安慰剂能影响更多的患者。

(2)该药物比安慰剂能引起更强的治疗效果。

但是,事实并不是这样简单,在对照组中使用安慰剂,存在着科学和伦理问题。

首先,由于安慰剂效应的不稳定性,安慰剂组能否在整体上表现出安慰剂效应,这是一个疑问。如果安慰剂组实质上并未表现出安慰剂效应,那么研究药物组即使发现了治疗效应,也可能是安慰剂效应,而不是研究药物本身的效应。因此,有必要对安慰剂本身在试验中的真实效应做研究。比如,在安慰剂对照的临床试验中,再加设一个不接受任何治疗的空白对照组,这样就能真正排除安慰剂效应了。然而,事实上目前基于安慰剂对照的临床试验设计基本上没有考虑这个问题。

另外,在伦理上,使用安慰剂至今仍然是一个纠缠不休的貌似无解的问题。安慰剂的使用存在科学上的必要性,但是又在客观上剥夺了一部分受试者接受最有希望的有效治疗手段的机会,这是违反伦理的。而关于在临床试验中被迫使用安慰剂对照的看似苛刻的条件限定,有时候又是那么苍白无力而且无法落实。

总之,始于18世纪末的安慰剂,从其历史浮沉中得到的结论就是:安慰剂不是万能的,但是安慰剂效应是真实存在的。所以在对照临床试验中,增加一个安慰剂对照组从而排除安慰剂效应的干扰,是非常有必要的。

# 六、蒙上你的眼睛

/

安慰剂之所以能够成为安慰剂，隐含了一个重要的前提，就是患者视"假药"为"真药"。也就是说，在接受治疗期间，患者处于被蒙蔽的角色。设想一下，如果患者知道自己用的是没有活性成分的"安慰剂"，那安慰剂则不能叫安慰剂了，产生的效应也不是"安慰剂效应"，而可能是"反安慰剂效应"了。

事实上，真的有"反安慰剂效应"存在。和安慰剂的英文（placebo）一样，反安慰剂的英文 nocebo 也是来自拉丁文，意为"我会受伤"。所谓"反安慰剂效应"，是指由于患者对于药物的效力抱有负面的态度，从而出现负面的治疗效应。可见，安慰剂效应是正面期望引起的正面效应，而反安慰剂效应则是负面期望引起的负面效应。

我们回过头来看第一个安慰剂试验。1799 年，海加斯的研究发现，用一套木棒代替原本声称具有治疗效果的金属棒，结果在治疗风湿疼痛时获得了与金属棒类似的治疗效果，从而证实了安慰剂效应的存在。这个试验之所以有效，其关键就在于患者不知道自己被施加的是木棒抑或是金属棒，因为两者外形完全相同。也就是说，木棒在这个试验中扮演了"安慰剂"的角色。

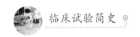
　　在临床试验中,通过一定的技术手段,达到让受试者不知道自己被施加的是安慰剂/安慰疗法还是试验药物/试验疗法,受试者就好像被蒙上了眼睛一样,这叫作盲法试验。真正的第一个盲法试验起源更早,但是当时尚未引入安慰剂的内容。

　　德国医生安东·梅斯梅尔(Anton Mesmer)发明了一种催眠术或者称为"动物磁疗"的方法,宣称可以包治百病。1781年,由本杰明·富兰克林(Benjamin Franklin)牵头的一个委员会着手调查"动物磁疗"的真实疗效。在做测试时,该委员会要求接受"动物磁疗"的受试者蒙住眼睛。在试验过程中会告知测试者是否正在接受"动物磁疗"的信息,但告知的信息可能与事实相反。最后测试的结果让人大跌眼镜,感觉到"动物磁力"的都是那些被告知正在接受治疗的人,而非真正被实施"动物磁疗"的受试者。试验结果表明,受试者的心理暗示对治疗效果起了作用,这也否定了"动物磁疗"本身的治疗价值。

　　在"动物磁疗"试验过程中,通过蒙上受试对象的眼睛,使其不知道自己是否接受了"动物磁疗",从而实现了"盲法"。本试验被认为是世界上第一个盲法临床试验。

2

　　盲法的设置,从根本目的来讲是为了避免受试者的心理受到被施加的治疗因素的影响从而影响对其真实疗效的判断。因此,不仅在阴性的安慰剂对照设计中适用盲法,在阳性对照设计中同样适用盲法。这就产生了一个新的问题,是否受试者仅仅被"蒙住"眼睛,其心理就不会受影响了呢?

　　在临床实践中,研究者发现,如果医生知道谁服用的是真正的药物,就可能不由自主地将更多的注意力投射到这些患者身上，从而可能诱导出更强的安慰剂效应；反之，如果医生知道患者吃的是安慰剂，就很容易在态度和言语上有所流露，从而妨碍安慰剂效应的出现。更糟的是，这样还有可能出现反安慰剂效应，让患者的病情超乎寻常地恶化。如果对照组是阳性对照药，也是一样的道理。

另外，历史的教训无数次地证明，在研究中，研究者在知道受试者真实治疗措施的情况下，违背原则地做出符合自己期待或者利益的主观判断是完全可能的。

所以，人们进一步发现，为了评价治疗药物的真实疗效，与患者直接接触的医生也不宜知道患者服用的到底是试验药物，还是安慰剂抑或阳性对照药。也就是说，需要把被评价者和评价者的眼睛都"蒙"起来了。仅仅"蒙上患者的眼睛"的盲法试验叫作单盲试验；同时"蒙上患者和研究者的眼睛"的试验则被称为双盲试验。

在关于"顺势疗法（homeopathy）"的疗效确证过程中，西方的研究者较早地引入了双盲试验。顺势疗法是一种替代疗法，由德国医生塞缪尔·哈内曼（Samuel Hahnemann）在18世纪创立。其要义是：为了治疗某种病症，需要使用一种能够在健康人中诱导出相同症状的药物。例如，颠茄能够导致头痛和发热。依据顺势疗法的理念，颠茄能治疗那些存在头痛以及发热的患者。顺势疗法的理念逻辑在今天看来有点匪夷所思，并且已经被大量的与安慰剂对照的临床试验所证伪，但是在19世纪风靡一时。早在1880年，密尔沃基医学院的研究者就进行了一个"双盲＋安慰剂"对照的临床试验以验证顺势疗法的疗效。试验中，受试者和研究者都不知道所接受的治疗是真正的顺势疗法，还是仅仅服用了一颗糖丸。

3

单盲的设置源于对安慰剂效应的认知和控制,而双盲的设置是基于对研究者或者医生的态度和选择偏倚的控制,这里也有一个理论的根源,就是"霍桑效应"。

1924年11月,以哈佛大学心理专家乔治·埃尔顿·梅奥(George Elton Mayo)为首的研究小组对霍桑电气公司进行了现场研究,试图通过改善工作条件与环境等外在因素找到提高劳动生产率的途径。但是很遗憾,不管外在因素怎么改变,试验组的生产效率一直未见上升。后来,他们历时9年通过试验和研究发现,人的工作业绩不仅受到外在因素的刺激,更受自身主观上激励因素的影响。就霍桑试验本身来看,当6个女工被抽出来成为一组的时候,她们就意识到了自己是特殊的群体,是这些专家一直关心的对象,这种受注意的感觉使得她们加倍努力地工作,以证明自己是优秀并且值得关注的,从而引起工作投入度和工作绩效的上升。

这种由于研究者的原因引起受试者心理改变,进而导致行为结果改变的现象,后来被社会心理学家称为"霍桑效应"。也就是说,那些意识到自己正被别人观察的个人具有改变自己行为的倾向。

"霍桑效应"诞生于社会心理学领域,后来被引入流行病学。在流行病学研究中,"霍桑效应"是指人们因为成了研究中特别感兴趣和受注意的目标而改变其自身行为的一种趋向,与他们接受干预措施的特异性作用无关。具体到一个临床试验中,"霍桑效应"表现为研究者对自己感兴趣试验组的研究对象较对照组更为关心,而受到关照的研究对象由此而产生某种心理变化，进而改变了他们的行为，这往往会夸大治疗效果。因此，在临床试验中，如果我们没有在研究设计的时候就采取一些方法避免"霍桑效应"的影响。那么研究结果中试验组和对照组的差别很可能就是研究的干预措施效应和"霍桑效应"的总和，从而夸大了干预措施的治疗效应。

双盲试验的方法正是通过让受试者和观测者都被"蒙"上眼睛，从而有效地避免"安慰剂效应"和"霍桑效应"对试验结果评估的影响，在对照比较的基础上，排除主观因素的干扰，向求得客观世界的真理进一步靠近。人类穷其一生追求真理的过程，有时仅是为了克服自身的破坏作用，从而让真理自然地显现。

# 七、从"双盲"到"三盲"

対照分组和盲法设置是避免"安慰剂效应"对试验结果评价产生影响的有效措施,是临床试验方法学的里程碑进展。

前文提到的盲法试验都是针对非药物干预手段的设盲,那么具体到一个药物应该怎么实现盲法呢? 就是要把安慰剂和研究药物的外形做得一模一样。实际上,盲法试验不仅仅适用于安慰剂对照设置,对于阳性药物对照也应该尽量实施盲法。其目的都是为了避免受试者的心理因素对药物效应的影响。这就产生了一个问题,有时候研究药物和阳性对照药物很难在外形上做到一模一样。比如,A 与 B 两种药的外观或气味差异很大又无法改变,怎么办呢?

人类很聪明,想出了一个办法,就是"双盲双模拟"。首先分别制备外观与气味都与 A 药或 B 药相同的 A 药安慰剂和 B 药安慰剂。在分组用药时,服 A 药组加服 B 药安慰剂,服 B 药组加服 A 药安慰剂,则两组均分别服用一种药物和另一种药物的安慰剂两种药。这样的处理就可以让两组受试者服用的药物在外观与气味均无不同,达到患者与医生均无法区别的目的。

即使如此,并不是所有情况都能够实施盲法,有时仍有很难实现的情况。在针对患者设盲的过程中，经常出现两种药物或干预措施截然不同，患者能很容易识别出应用的是哪种干预措施。对这样完全不同的两种干预措施进行比较就很难设盲。举个例子，想要比较针灸和药物的止痛效果，患者在实施过程中就很容易直观地知道自己接受的是哪一种治疗。但是这种情况也不是完全无计可施。比如，可对针灸组患者加用一个与对照药物外形相同的安慰剂；对药物组患者则加用无止痛效果的伪针灸治疗，从而达到无法识别两组患者的干预措施的目的，这也算是双盲双模拟的一种。这种勉为其难的设盲，有时因为伦理的原因很难实施。比如，当对比的两个干预措施是手术和药物，出于对受试者伦理的考虑，就很难做到对两组患者同时施加手术这种创伤性干预措施了。

2

虽然在 18 世纪末就产生了盲法试验的实践，但是在相当长的时期内，盲法试验并没有得到广泛应用。其在干预措施临床评价中地位的确认，更要推迟到 20 世纪早期，由发端于德国、扩散向欧美的医生和药理学家们前仆后继的共同努力了。

1918 年，德国医生阿道夫·宾格尔（Adolf Bingel）报告了一项应用了双盲设计的白喉治疗试验。1911—1914 年，在比较白喉的两种不同疗法的疗效时，为了尽可能地客观，他将 937 名患者交替分为白喉抗毒素马血清组和普通马血清组。并且所有的患者和参与治疗的医生（宾格尔除外）都不知道分组的方式和内容。最后得出结论：普通马血清与活化的抗毒马血清治疗白喉的疗效是一样的。

凡此种种双盲试验的实践与经验总结，终于在德国形成了

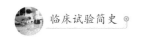

关于盲法评估的强有力的共识,并于 1932 年由德国临床药理学家保罗·马提尼(Paul Martini)对其进行了系统阐述,总结出了包括无偏见地设置对照、分组、盲法、安慰剂等在今天看来仍然无比正确的临床试验基本原则。

马提尼的著作可以视为临床试验方法学的奠基性工作,并最终影响其他欧美国家。20 世纪 30 年代,经过欧美的医生研究者和大学教授的大力倡导和推广,在临床试验中使用安慰剂对照并设盲的方法应用得越来越多。20 世纪 40～50 年代,美国医生哈里·古尔德(Harry Gold)开始频繁地发表关于双盲安慰剂对照设计的研究论文,并奋力宣传盲法评估的思想和方法,最终使盲法评估成为验证治疗措施有效性的关键方法。1947 年,古尔德在美国康奈尔大学登坛开讲,连续举办临床药理学讲座,成为临床药理学学科产生的标志。

3

双盲试验的设计,同时"蒙"住了受试者和观察者(研究者)的眼睛,是否能够完全避免人为因素的主观干扰,确保结果评价的客观公正了呢? 其实仍然未必。

进入当代,临床试验实施的过程可以视为一个流水线作业,是产生数据、收集数据和分析数据的系统工程。双盲试验的设计着眼于产生数据的这个关键阶段上,避免人为因素导致的结果偏倚,以达到确保数据的客观、真实和可靠的目的。然而,产生数据并不意味着结论的立即获得,其间还必须经历收集数据和分析数据两个重要的阶段。

所谓收集数据,就是把试验本身产生的患者诊疗数据从医疗病历、检验报告等各种原始记录转移到专门为研究所设计的试验数据库的过程。这样的过程有专门的数据收集和核查的角色来履责。所谓分析数据,就是对经过收集到试验数据库的数据进行统计分析,得出最终结论的过程,这个过程由专业的统计分析师来完成。

我们假设,如果数据收集和核查人员没有被设盲,在数据的收集和转移过程中,则不能排除他们有意剔除某组不好数据的可能。同理,如果统计分析师没有被设盲,则也不能排除他们出于利益或者立场的驱使选择有利于研究药物的分析方法,剔除一些不利于研究药物的数据,从而丧失结论的真实性和可信度。因此,有必要进一步对临床试验的数据收集者和统计分析师设盲,从而避免在数据收集和数据分析过程中的主观人为因素导致的倾向性偏倚。这样就产生了"三盲试验"的概念,即让研究对象、研究人员和数据收集者及分析者都不知道研究对象分组及用药情况的盲法设置方法。

综上,根据设盲对象的不同,盲法可以分为单盲、双盲和三盲。仅仅让患者"致盲",是单盲;同时让研究者或者观察者也"致盲",是双盲;进一步让试验的数据收集者和分析者也"致盲",这是三盲。最终实现最大化减少人为因素导致的试验结果评价的不客观和不公正。

在设立对照的基础上,尽可能地使用安慰剂对照的盲法评估,现在已经成为临床试验设计的关键方法和基本原则。那么,是不是到此为止,就已经解决了关于临床评价客观公平无偏倚的一切问题呢? 当然不是! 路漫漫其修远兮!

# 八、随机化的起源

通过设立对照组，特别是安慰剂对照组以及应用盲法，避免了因为受试者的"安慰剂效应"或者观察者的"霍桑效应"而带来的结果偏倚。这是一种在分组后由于人为主观因素而导致的偏倚。仔细分析就能发现其中忽略了一个至关重要的因素，即分组本身是否可能导致结果的偏倚。

在基础研究中，我们常用近交系的动物作为研究对象。不同的动物之间可以全是血亲，遗传背景几乎一样。而临床试验是以人为研究对象，个体之间不管是先天的遗传背景，还是后天的生活环境都是千差万别的。这种个体差异之大一定会影响到研究结果的客观性和可靠性。个体本身的差异已经如此之大，如果研究者在分组的时候，有意或者无意地把病情轻的或者年轻的个体都分在治疗组；而病情重的或者年老的个体都分在对照组，即使试验的结果表明治疗组的疗效远远好于对照组，仍然无法确定是因为治疗组的措施导致，还是两组间个体差异导致。反之亦然。

这种因为分组本身导致的偏倚和之前的因为安慰剂效应或者霍桑效应导致的偏倚有本质的不同，是由于对研究对象分组的非均衡选择带来的偏倚。怎么解决呢？既然组间不均衡，人们自然想到，除了干扰因素以外，要尽一切办法让两组的情况均衡化。如何实现组间的均衡化呢？有两个思路。

第一个思路是匹配。这种思路很好理解，就是在分组前按照个体的基本特征进行组间匹配，从而实现两组的均衡化。比如，英国的林德医生在 1747 年进行的著名的坏血病试验中，将 12 个坏血症患者分成 6 组进行不同治疗的时候，他尽量让各组间患者的病情类似。这就是一种粗略的通过匹配达到组间均衡化。

但是这个思路有个问题，个体差异的因素很多。比如，病情有轻重、年龄有老少、性别有男女、身体有强弱，等等，而在分组前往往并不能确切地知道哪些特征因素对结果评价有决定性影响。当特征因素很多的时候，又很难做到对全部特征实现分组均衡化，从而很难避免一些人为的主观因素对结果客观性的影响。

第二个思路是随机化。也就是说，通过不掺杂任何倾向性的随机化方法，让每一个个体被随机地分配到任何一组，达到组间的均衡。正是随机化的思想以及在临床试验中的应用，推动了临床试验方法学走向成熟。

## 2

随机临床试验的思想早在 17 世纪中叶就已经萌芽。当时，荷兰一位名叫范·荷尔蒙特（Van Helmont）的医生设计了一个临床试验，目的是比较当时盛行的放血疗法与他发明的新疗法的疗效。他计划挑选 20 名发热或患胸膜炎的患者，用抽签的方法将他们分成 2 组，一组接受他的新疗法，另一组接受放血疗法，最后通过计算每组去世者的人数来比较疗效。这位

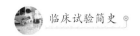

天才的荷兰医生设计了一个基于抽签法实现随机化分组的临床试验。遗憾的是，由于研究经费的限制，他的这一科学设想未能实施。而真正的关于随机化临床试验的探索与实践，要等到19世纪的尾声了。

19世纪末，为了验证血清疗法治疗"白喉"的临床疗效，年仅28岁的丹麦医生菲比格（Fibiger）设计并实施了一项临床对照试验。他收集了1896年5月13日至1897年5月13日期间丹麦一家医院收治的白喉病患者，使用隔日交替法将之分配为两组。一组在标准治疗基础上接受注射白喉血清治疗，另一组仅接受标准治疗。试验结果显示血清治疗可降低白喉的病死率。本试验被认为是第一个尝试随机分配的对照临床试验，但是使用的随机方法是隔日交替法。医生对连续就诊的患者实施交替分组：第一个患者进入研究组，下一个进对照组，再下一个又进研究组，以此类推。显而易见，这样的"随机"分组并不能让两组患者的基本特征达到均衡化，所以只能称为"半随机"，而不是真正的随机化。

### 3

罗纳德·艾尔默·费希尔（Ronald Aylmer Fisher）是英国的著名统计学家。他在统计学发展史上的地位显赫，其研究成果大量应用于生物医学领域，对临床试验方法学的发展也起重要推动作用。1925年，费希尔在其论著《研究工作的统计方法》里首次提出了试验设计的随机化原则，对后世影响深远。1935年，费希尔在他的《试验设计法》（*The Design of Experiments*）中对随机化做了系统阐述，并指出随机化是应用统计分析的前提条件。满足了统计学假设检验中关于"所处理的资料必须贯彻随机化原则"的要求。而正是因为对试验数据进行了严格的统计分析,才将一切科学试验本身"科学化"了。他在此书里更是提出了著名的"试验设计三原则"——随机化、区组控制和重复。

所谓随机化原则,包括随机抽样和随机分组两个方面。随机抽样就是使总体中任何一个个体都有同等的机会被抽取进入样本中,并且有同等的机会进行分组。随机分组就是应用随机化的方法,使样本中任何一个个体都有同等机会被分配到"试验组"或"对照组"接受相应的试验处理,而且这个分配结果是不可预知的。通过随机分组,使各对比组间在大量已知的或者未知的影响因素分布方面尽量保持均衡一致,使对照组和试验组间除了试验因素不同外,其他条件基本相同,从而有效地避免了非试验因素对结果评价的干扰影响,增强了各比较组间的可比性。

此外,费希尔还与耶特斯(Yates)合作编制了有名的Fisher-Yates随机数字表。利用随机数字表保证总体中每一个元素有同等被抽取的机会。如此,费希尔就把随机化原则以最明确而具体的形式引入科学试验与统计分析的实践中来了。

费希尔将自己的研究成果主要应用于农业和生物学领域的试验中,但他并未将其用于以人体为研究对象的临床试验中。而将费希尔的随机化原则引入临床试验并达到里程碑进展的是在关于结核病治疗的研究中,由一位叫希尔(Bradford A. Hill)的医学统计学家完成的。科学的发展就是这样,后人站在前人的肩膀上,日积跬步,终至千里。

# 九、肺结核和伟大的链霉素试验

/

自从青霉素被发现后，很多感染性疾病也逐渐被攻克，但是肺结核的治疗却一直没有找到根治的方法，这也成为20世纪的历史性难题。

到了20世纪20年代，一种叫"硫代硫酸金钠"的化合物成为治疗肺结核的时髦药物。但是流行的时间不长，1931年，一个精心设计的小规模临床试验揭穿了其无效的本质。这个试验只纳入24个患者，并按病情轻重分成了12对，每对中两位患者的病情严重程度相似。然后用抛硬币的方法决定每一对中的一个接受"硫代硫酸金钠"治疗，另一个则接受安慰剂（蒸馏水）治疗。同时，只有2名试验设计者和管病房的护士了解试验分组情况，而患者本人并不知情。试验结果清楚表明，药物的疗效还不如安慰剂。

这个研究的设计很有意思。首先按照病情轻重对研究对象进行了分组前匹配，然后再采用抛硬币的方式对每一对患者进行随机分组，通过分组前匹配和随机分组两种方式相结合，来实现试验组和对照组的基本情况均衡化。同时这个研究对参与试验者实施了盲法，更好地确保了结果的客观性。所以这是一个随机、安慰剂对照、单盲的临床试验。

　　这个试验设计的随机分组方法是原始的扔硬币法。因为这个试验首先把 24 人分成了 12 对,每一对的分组结果只有两种可能性。因此,能够比较容易地通过扔硬币来实现随机化。但是,当每一组的样本量足够大的时候,扔硬币的方法就面临考验了。另外,这个研究在随机分组的设计上最大的缺陷是没有做到对随机方案的隐藏。也就是说,研究者本身既是试验观察者,又参与了随机的过程。而事实上,分配方案的隐藏对于随机分组的成败是至关重要的。

　　因此,这个试验的设计还不能算是一个科学的、成熟的随机化临床试验。另外,它得到的是一个阴性结果,对结核病的治疗意义不大。真正里程碑性质的随机对照临床试验,要等待一个叫希尔(Bradford A. Hill)的人物出现。

2

　　希尔是一位伟大的医学统计学家,正是他把费希尔提出的随机化原则引入临床试验中,并在 1937 年编写了《医学统计学原理》(*Principles of Medical Statistics*),提出了严格遵守随机化是临床试验的必要条件,奠定了临床试验方法学的理论基础。理论的完备还需要实证的支持,希尔一直在等待一个机会,以验证其理论的威力,这一等就是 10 年。

　　1948 年,英国医学研究委员会牵头开展了一项覆盖整个英国的多中心、随机对照临床试验,旨在验证链霉素治疗肺结核的疗效。这项试验给了希尔实现理想的绝好机会,他也不负众望,做出了继詹姆斯·林德的败血病试验以后,临床试验方法学发展史上第二个标志性的试验。

　　该试验研究对象为经细菌学检查确诊的急性进展性双侧

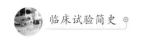

肺结核患者，共107例，采用随机数字表产生随机序列号，随机分配为2组，并通过密闭信封保存随机序列号。治疗组55例接受链霉素治疗加卧床休养的方案，对照组52例只接受卧床休养。研究结果表明：在52名仅卧床休息的对照组患者中，半年观察期间，死亡率为27%，而在55名卧床加链霉素的治疗组中，死亡率仅为7%。治疗组与对照组相比死亡率下降74%。治疗组中其他非致死性观察指标也较对照组有明显改善。试验结果证明：链霉素治疗结核病有效。

1948年，希尔把研究结果发表在《英国医学杂志》(*BMJ*)上，题为"链霉素治疗肺结核的随机对照试验"。这项研究在临床试验方法学发展中的地位举足轻重，被视为第一个随机双盲对照临床试验，成为现代随机临床试验的奠基石。

继链霉素临床试验以后，希尔又主持参与了数项临床试验，如用抗组胺药预防和治疗感冒试验，用阿司匹林、可的松等治疗急性风湿热及风湿性关节炎试验等。1962年，希尔出版了专著《临床与预防医学统计方法》(*Statistical Methods in Clinical and Preventive Medicine*)。该著作的出版也被视为临床试验方法学发展的重要里程碑事件。

### 3

希尔的链霉素治疗肺结核随机对照临床试验之所以受到后世推崇，其关键贡献在于首次在临床试验中科学设计并严格实践了随机化的两条原则。

（1）随机分组。希尔不赞同分组前匹配的均衡化方法，认为研究者无法确保是否存在不可预知的重要相关因素。他认为只有通过完全的随机分组，才能保证两组间的一致性。当然,这种一致性需要在基于统计分析确定的足够样本量的基础上才能达到。他也抛弃了原始的抛硬币随机方法,首次在临床试验中采用了费希尔发明的随机数字表来产生随机序列号。

(2)分配隐藏。分配隐藏和分组后的设盲不同,它是指不让随机分配的方案被患者或医生预知,避免根据患者或者医生的主观意愿决定研究对象分组的措施。希尔认为,随机方案的隐藏是保证随机化过程的完整性和各研究组研究对象均衡可比的重要措施,这也是希尔的关键贡献。希尔采用的隐藏方法是随机信封法,就是在一个密封不透光的信封里面保存某个编号研究对象的随机分组方案。研究者按患者入组的顺序拆开随机信封,根据信封里的分配方案来决定某个患者的分组。

现在常用的是中心随机法。随机分配方案的制订和隐藏都由一个独立的第三方来完成。每入组一个患者时,研究者都需要致电或者登陆这个第三方随机中心,由随机中心人员或网站告知研究者这个患者应该被分配到哪一组。

应该指出的是,希尔反对分组前匹配的方法这一点在后来得到了一定的纠偏。事实上,一些分组前的匹配方法与随机分组相结合,确实可以进一步降低组间无法预期的不均衡的可能性,并且已经成为当代随机临床试验设计的主流。

总之,有了随机分组和分配隐藏这两个随机化原则以及成熟的实现方法,随机对照临床试验正式登上医药研究的舞台,成为临床试验的"金标准"。希尔也成为继詹姆斯·林德以后,临床试验发展史上又一位伟大的标志性人物。

# 十、重复见真知

/

设立对照确定了比较的对象,就为区分优劣奠定了基础。然后通过引入双盲和随机的理念,避免了因为人为的心理因素和分组的不均衡对结果评价的影响。临床试验在通往真理的道路上披荆斩棘,不断前行。

我们引入具体案例来回顾一下引入随机化方法的出发点。两组患者,一组服用 A 药,另一组服用 B 药。观察结果发现,服用 A 药的患者康复了,服用 B 药的患者没有康复。这个结果却并不能证明 A 药就一定比 B 药的疗效好,因为两组患者可能自身条件不一致,比如服用 A 药的患者可能自身免疫力好,所以康复得快;服用 B 药的反之。这就是分组导致的不均衡影响了结果评价的可靠性。因此,需要通过随机化方法让两组的基本情况一致,从而达到基线可比性。

是否引入随机化后,我们就已经解决了临床试验评价方法学的所有问题,可以确保结果的可靠性了?仔细想想,就会发现一个一直没有提及的更大的根本性问题。随机化分组之后进行的比较,得到的是 A 组和 B 组患者的疗效差异的结论,但是我们需要的却是 A 药和 B 药的疗效差异的结论。这两者有差别吗?当然,而且区别很大!区别就在于,A 组和 B 组患者，仅仅是服用 A 药和 B 药的患者的两组样本，而不等同于服用 A 药和 B 药的所有同类患者的总体。

对于这两组样本本身的比较，我们通过随机对照双盲这样的严格控制试验条件的方法，得到的结论也许是可靠的，但是仅从两组样本得到的结论是否可以推之于总体？这个结论有没有偶然性？换句话说，我们换一批样本或者改变每一组样本的数量是否还能够得到同样的结论？抑或结论会发生翻转？仍以之前的案例为例，假设当 A 组和 B 组的样本量分别都只有 2 人。那么，即使在随机对照双盲的条件下，这样得到的比较结果实质上是有很大的偶然性的，如果我们换另外 4 个人来做分组对照，或者我们增加总样本量到 8 个人，结果确实有可能发生翻转。

也就是说，即使做到了随机，试验结果的可重复性也不一定必然经得起考验，即从样本试验得到的结果不一定能够反映总体的真实效应。那么，如何避免或者降低结果的偶然性，从而真实地反映总体的真正效应呢？办法是有的，就是增大样本量。

## 2

样本量越大，结果可重复性越高，就越能反映总体的真实效应，这个判断有科学依据吗？还是只是一个未经证明的经验结论？事实上，这是一个已经被科学证明了的自然定律。我们把这个问题转化一下，实质上是：是否试验的次数越多，试验的结果就越接近真实值？

生活中经常出现一类不确定性现象：在相同条件下重复某一事件，其结果不能完全肯定。比如，抛一枚硬币的结果是

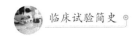

正面朝上,还是反面朝上,不可预知;再比如扔骰子,每次朝上的数字是多少也不确定。人们进一步发现,尽管这类现象的结果不确定,但是我们通过大量的重复性试验之后可以看到这类现象呈现某种规律性。例如,抛硬币,随着次数增多,出现正面的次数与反面的次数比值逐渐稳定在 1∶1 附近。又如扔骰子,每一个数字出现朝上的次数都占总次数的 1/6 左右。

这些试验向我们传达了一个共同的信息:经过大量重复试验后,各种可能结果的最终发生频率都会指向一个稳定的值。由此人们猜想:一定存在某个可以衡量这类不确定现象发生可能性大小的数量指标,并且把这个指标叫作概率。概率概念的提出是人类跨时代的进步! 标志着数学研究的对象从确定现象领域进入不确定现象领域,实现了从不确定的频率表象到确定的概率本质的转换。

那么,频率和概率的关系到底是怎么样的呢? 最早解决这个科学问题的是一个叫伯努利(Bernoulli)的人。伯努利从 1685 年起开始研究赌博游戏中输赢次数规律的数学问题,他专注研究了 20 多年,写成巨著《猜度术》。这本书在他死后第 8 年即 1713 年才得以出版。伯努利在《猜度术》中证明:在试验场合,随着试验次数的增加,频率与概率的差别足够小的可能性越来越大。这就是著名的伯努利大数定律。伯努利大数定律告诉我们,在不确定性事件的大量重复出现中,往往呈现几乎必然的规律。在试验不变的条件下,重复试验多次,各种可能结果发生的概率近似于它们出现的频率。

伯努利成功地通过数学语言将现实生活中的偶然事件里蕴含的必然规律表达出来,赋予其确切的数学内涵,使得"概率"这个抽象的名词有了客观的含义。从而在实际应用中,我们就可以利用大数定律做近似计算，通过有限的试验得到的频率来推断总体的概率特征。这也构成了临床试验中通过增大样本量提高结果可重复性的理论基础。

### 3

由此可见，样本量太小就无法揭示迷雾中的真相，样本量越大，试验结果越接近真实值。但是，同时又产生了一个问题，在临床试验中，是不是样本量越大越好呢？一定数量的样本量是保证科学性的前提，但是显而易见，样本量太大则费时费力，我们不能要求发起药物研究的制药企业不计成本、不惜代价。更重要的是，如果让不必要的受试者置于临床试验的风险之中，这是不符合伦理的，违背了"伤害最少"的原则。

那么，接下来要解决的科学问题是：样本量到底多大才是可以保证实现结果可重复性的最小样本量呢？也就是说，这个临界值在哪里？事实上，频率向概率的趋近永远是一个过程，而没有终点。试验的结果不可能有百分之百的可重复性。我们只能在试验之前考虑清楚，我们需要在什么标准下，以多大概率实现可重复性。

首先，如果要证明 A 药的疗效优于 B 药，我们需要首先针对每一个研究案例进行明确的界定：优效的标准是什么？比如，治疗糖尿病的 A 药和 B 药，到底两者在降低血糖的效果上差距达到多少才算是优或者劣？这个疗效指标值的差距需要明确的量化，通常由临床专家来界定。

再则，我们已经知道频率与概率之间永远不能画上绝对的等号，也就是说，重复试验（多个样本）的结果，仍然一定有犯错误的可能性。比如，本来 A 药和 B 药的疗效没有差异，而我们

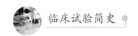

的试验结果却有差异；或者反之。因此，在每一个具体的临床试验设计中，需要预先决定我们可以容忍的结果犯错的概率，这需要统计学专家的参与。

在以上参数设定了的基础上，我们就可以通过公式来计算样本量了。这个样本量，就是在我们设定的参数前提条件下，临床试验中需要的最小样本量。

# 十一、回到真实世界

到此为止，临床试验设计的四大原则——对照、双盲、随机以及重复，我们都已经沿着历史的脉络一一展开，关于临床试验方法学的讨论也到了尾声。这四大基本原则，构成了随机对照临床试验（randomized controlled trial，RCT）的基本要义，是目前药物临床试验设计的"金标准"。

从詹姆斯·林德博士开始，人类用了 200 多年的时间，直到 20 世纪中叶，才建立起了这样一套"金标准"，可以说穷尽了一切可能的努力，最大限度地降低了干扰因素对试验结果评价的影响，增加了试验结果的可重复性，抵达了真理的彼岸。然而，这里所追求的真理是在经过了对照、双盲、随机这样严格控制条件下得到的真理，是"理想世界"里的真理。

在 RCT 的设计中，要求最大限度排除外部变异的干扰，因此需要纳入尽可能单纯的同源受试者。为了实现这个目的，会尽量排除特殊人群（老人、孕妇、儿童等）的入选，并且需要设置严格的入选和排除标准。比如，对于年龄、疾病史、用药史等的严格限制。另外，在整个试验过程中，包括检查、治疗、随访、等等，要求严格按照试验方案的规定程序进行。然而，"真实世界"并不是这样的。在真实世界里，患者的情况是非常复杂而

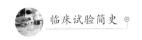

各异的。特殊人群同样可能是服药对象,患者也可能随时换药,抑或同时患有多种疾病,另外对治疗的依从性也不一定就很好。

更加重要的是,理想世界和真实世界的追求目标其实也有本质的不同。RCT的目的是为了对药物疗效做出评价,为通过上市审批提供依据。因此,无论是从企业的成本限制,还是从患者的迫切需求而言,都不允许做太长时间的试验。因此,在有限的试验时间里,只能观察一些短期的、直接的疗效评价指标。比如,对于肿瘤药物的评价,RCT更加关注肿瘤的本身变化,而对于生存期的评价就困难得多。至于对患者生存质量的影响进行评估就更难了,往往不将生存质量作为肿瘤药物注册评审的要求。但后者却正是患者所关注的,也是临床实践决策的重要依据。

因此,现在面临的问题是理想世界和真实世界的实践存在差异,那么理想世界得到的结论是否可以推广到真实世界?人类从神农尝百草时代原始的真实世界,历经了几千年的求索,终于抵达了RCT的理想世界,现在却又要返回来思索如何回到真实世界了!

## 2

如何在时隔几千年后的当代背景下,对真实世界情景下的药物真实效果开展研究呢?首先需要对理想世界和真实世界各自不同的评价目标做一个明确的界定。

20世纪80年代,学术界产生了关于"疗效(efficacy)"和"效果(effectiveness)"的概念区分。"疗效"是在理想条件下所做的RCT所产生的效应,研究对象常常被严格定义和筛选,是异质性较小的群体,观察指标是短期指标或生物学标志;而"效果"是在真实世界条件下所做的实践性试验所得到的有效性评价,研究对象并没有经过严格的筛选,是异质性较大的群体,观察指标是相对长期的指标。我们一定要把这里的"效果"和日常语境中统称的"效果"分开。它是和理想世界的 RCT 的"疗效"相并列的真实世界下的"效果"。

相应的,产生了与 RCT 相区别的比较效果研究(comparative effectiveness research,CER)。CER 泛指追求真实世界下长期"效果"评价的临床研究。其目的是帮助患者、医生和政策制订者选择最适合个体患者的需要和喜好的、合适的诊疗措施。因此,CER 和 RCT 不同,探讨的核心问题是:在什么条件下? 针对谁? 什么研究措施最有效? 由于这些正是患者最关注的,因此 CER 也被称为"以患者为中心"的临床研究。

那么,在具体的方法学上,到底如何比较效果呢?

首先产生了实效临床试验(pragmatic clinical trials,PCT)。其特点是:选择临床常见的干预措施进行比较,纳入多样性的研究对象;不干预具体的治疗过程;收集大范围的健康指标数据。与 RCT 相比,PCT 通常也进行随机分组以提高组间可比性,但是不干预治疗进程,并且更多地对效果而非疗效进行评价,因此能够更好地接近真实世界。

进一步的,在 PCT 的基础上产生了真实世界研究(real word study,RWS)。简单地说,RWS 起源于 PCT,是在较大样本量的条件下,根据患者的实际病情和意愿非随机地选择治疗措施,以具有广泛意义的长期指标而非特定症状进行的效果治疗。因此,RWS 比 PCT 更深一步进入了真实世界。可见,

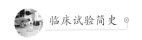

PCT 是 RCT 和 RWS 的中间状态,也可以归入 RWS 的一个特殊类型。

3

RWS 有很多好处,但是也存在很多问题:由于数据来源于真实世界,数据的质量可能不高,形式也不标准,如果不能对来源广泛而格式各异的真实世界数据进行严格的处理和分析,结果的精准性和可靠性无法让人信服。

大数据技术和移动互联网技术的发展为解决 RWS 的困难提供了历史机遇。应用大数据技术,可以对来自不同医院的多源数据做标准化处理,然后进行强大的统计学分析。借助移动互联网技术,可以通过移动端应用软件(APP)以及社交媒体等直接收集患者数据,彻底改变现有以医疗机构为中心的临床试验模式。

2016 年底,美国国会公布了《21 世纪治愈法案》,批准了关于利用"真实世界证据"(real world evidence,RWE)取代传统临床试验结果作为扩大适应证的审批依据。中国的药政管理部门目前还没有出台明确的相关政策,但真实研究证据在未来的医疗政策制定时一定会发挥更大的作用,这已经成为专家共识。

4

我们用了 10 个章节来探讨 RCT 四大原则的最终形成,最后却以 RWS 的出现收尾。其意何在?该如何认识 RCT 和RWS?是不是有了 RWS 就可以不要 RCT 了?

概括来说,RCT 需要回答的问题是"药物是否有效和安全,并得到审批上市";RWS 所要回答的问题是"药物上市后,在临床实践中能否作为有效医疗手段"。因此,RCT 和 RWS 两者不是互相取代,而是互相补充的关系,各有价值,缺一不可。世界有了它们俩,才是完整的。

回顾关于临床试验方法学发展的一路历程,从"神农尝百草"时代到 RCT 的产生、发展及成熟,是从"真实世界"进入"理想世界"的过程;而从 RCT 到 PCT,再到现代的 RWS,人类又从"理想世界"回到了"真实世界"。

正所谓:看山是山,看山不是山,看山还是山。

# 第二篇 苍穹之下

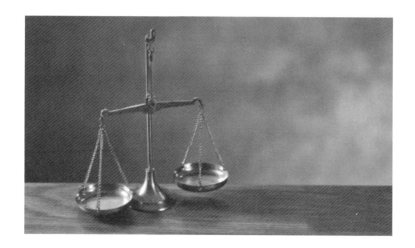

进入 20 世纪 40 年代,随机对照双盲临床试验的方法发展成熟,并且在第二次世界大战结束后,随着世界医药工业的突飞猛进,迅速被广泛用于新药临床验证中。随之而来的,是关于临床试验的法律规制和伦理原则日益受到关注。从 20 世纪初开始,美国现代药品注册管理的三大标志性法规特别是 1962 年《科夫沃-哈里斯修正案》(*Kefauver-Harris Amendaments*)的诞生,标志着基于有效性和安全性验证的随机对照临床试验正式成为评价新药能否上市的金标准。

另一方面,自从第二次世界大战中法西斯的非人道人体试验被曝光以后,临床试验的伦理原则开始进入人类关注的视野。第二次世界大战后的纽伦堡医生审判,产生了人类第一个临床试验伦理原则文件——《纽伦堡法典》,此后,由于违反临床试验伦理原则的事件仍然不断出现,以及临床试验走向全球化,临床试验的伦理原则也不断发展,产生了《赫尔辛基宣言》《贝尔蒙公告》《涉及人的生物医学研究国际伦理准则》等临床试验伦理原则的标志性法规文件,直到"临床试验的圣经"——《药物临床试验质量管理规范》(GCP)的最终产生。

# 十二、《丛林》与《纯净食品和药品法案》

临床试验方法学的发展，从神农尝百草到真实世界研究，跨越几千年，是一部波澜壮阔的史诗，时至今日，还在随着时代的变化和技术的发展继续演变。

好的方法学为临床试验的设计提供了有力工具，为客观真实地评价药物的疗效奠定了基础。但是，仅仅有好的方法就够了吗？事实上，是远远不够的。有了好的方法，不等于就有好的设计，更不等于就能很好地实施。而没有好的实施，一切等于零。所以说，方法学的建立和完善只是提供了一种实现试验目的的可能性，而不是必然性，如何设计与实施一个临床试验才是最终起决定性的因素！

到底该怎么设计与实施临床试验才能满足评价药品的要求？又如何确保临床试验的设计与实施是符合质量标准的呢？归纳起来，要解决两个问题：

（1）临床试验设计与实施的标准是什么？

（2）如何确保以上标准得到实现？

临床试验不是孤立的，是药物研发的一个关键环节，是药品注册上市前的最后一关。因此，关于药物临床试验设计与实施和药品的研发与监管全过程密不可分，其标准是伴随着现代

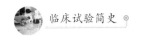

药品注册管理制度的发展逐渐形成的。

现代药品注册管理制度发源于美国,始于19世纪中叶。美国在建国之初,是以农业立国的,但是在发展过程中,逐渐转向重商主义,政府以保护商业为国策。在商业活动中,欺骗常常成为攫取利润的手段,却被认为理所当然。到19世纪下半叶,商业狂潮已经席卷美国,医药行业也不例外。至19世纪末,食品和药品领域的商业腐败已经到了登峰造极的地步。

科学和民主意识的兴起与商业腐败必然产生不可调和的矛盾。美国之所以能够成为世界医药强国,离不开美国民众对医药行业丑恶现象不屈不挠的斗争以及每次斗争对药品注册管理法制化建设的促进。

2

在19世纪中叶,美国的医药市场基本上处于无序状态。当时的美国民众的药品来源主要有两个途径:本地土著居民的草药以及"专利药"。所谓的"专利药"也就是与中药类似的由多种草药混合调配的瓶装液剂。它们其实并没有专利,而只是针对配方的保密。以至于开具药方的医生和使用药品的患者都不知道这些"专利药"的配方是什么。

当时的药品普遍存在任意夸大疗效的现象,有些根本不能治病的产品公然宣称可治疗所有疾病或病症,而有些能治病的药品标签既没有明确标注药品适应证,也不列明所含成分,更无药品误用、滥用之说。更严重的是,随着印刷术的发展和广泛应用,这些"万能专利药"的制药商大肆夸张地进行广告宣传,欺骗民众,导致医药市场鱼目混珠、混乱不堪。以至于当时一个著名的广告词撰写人老实地承认,"这些药品其实一文不值,除非你用广告提前创造了需求"。

1862 年,美国农业部(United States Department of Agriculture,USDA)成立化学局。化学局试验室的化学家们很快就发现了食品中大量存在添加有害防腐剂的安全性问题。因此,他们极力主张联邦立法处罚伪劣食品,并且开始调查和公布那些简陋作坊的食品加工中的诈骗行径,引起公众对食品安全问题的重视。化学家们对食品安全问题的调查也延伸到了对"专利药"行业的欺诈行径的关注和揭露,导致广大民众对美国医药行业的不信任和批评日益增加,对食品和药品联邦立法的支持人数不断增加。然而,由于"专利药"行业的势力强大,在很大程度上左右了美国联邦政府的决策,成功地阻止了联邦议案的通过。从 1879 年到 1905 年,至少有 190 个和食品、药品立法相关的议案提交给美国国会,但均未获准通过。

随着美国社会的反假药呼声与日俱增,广大医生和药剂师们也纷纷参与发声。美国药学会也通过一致协议,以书面请愿的形式要求联邦立法,打击"万能专利药",一些医药协会杂志也开始对医药市场的混乱进行批评和谴责,越来越多的媒体和普通百姓也加入抨击的队伍。美国社会反假药呼声达到了炽热化,只等导火索的点燃。

## 3

1906 年,美国女作家阿普顿·辛克莱(Upton Sinclair)出版了一本揭露美国食品加工业黑幕的畅销书——《丛林》。该书详实地描写了芝加哥一家肉食加工厂的恶劣工作环境和食品加工过程。其中最令人震惊的事件是一名工人昏倒在香肠罐头的研磨机上,被碾碎后,居然通过流水线制成产品被运往

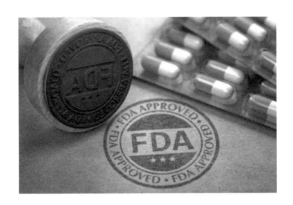

市场销售。《丛林》所描述的情况经联邦政府调查证明属实,引起公众甚至罗斯福总统的震惊,公众对食品和药品立法的关切与呼吁达到前所未有的顶峰。

1906 年 6 月 30 日,美国国会终于通过了美国第一个医药法规——《纯净食品和药品法案》(PFDA),由西奥多·罗斯福总统(老罗斯福)签字生效。该法案的主要精神是要求产品标签注明成分,并且标签信息必须真实可靠。但是法案条款并未要求列出所有成分,只规定了如果药品含有酒精、吗啡等共 11种有潜在危害和成瘾性成分的药品,必须在其标签上标明此类成分的含量及比例。

另外,法案完全不涉及对疗效的规定。比如,有的产品没有列举配方,却声称可以治疗癌症,这种标签并不违法,因为当时的科学手段还无法判定药品所声称的疗效。可见,1906 年的 PFDA 并不对药品本身进行限制,只是要求药品标签提供更多的信息。因此,消费者的安全保障是基于产品标签的真实性,并由消费者自由决定,而不是依赖于药品的上市前审批。

当然，PFDA 也不涉及对药品上市前临床试验的任何规定。

法案虽然规定如发现违法产品，产品将被扣押或没收，违法者则被罚款或被判入狱。但是，法律并没有授予政府判定某些行为是否违法的行政权力，而政府只能通过法律手段在法庭上用证据证明某些药品触犯法律。即使政府经过漫长的努力打赢了官司，败诉方受到的惩罚也非常轻。并且传单、手册、报纸广告、广播广告等都不算标签，因此该法案的规定很难起到实质的作用。

但是，PFDA 具有无可置疑的里程碑意义。它确立了政府职责包括打击猖獗的商业腐败行为，而不只是保护商业。从此以后，保护消费者不受商业行为侵害成为政府责无旁贷的责任。

从 1907—1927 年间，PFDA 的实施一直由化学局负责，在 1930 年，化学局改名为"食品和药品监督管理局"（Food and Drug Administration，FDA）。从此，FDA 正式登上历史舞台，日益发展成为一个高度科学化的管理机构，并最终成为世界药品监管的标杆。

# 十三、"磺胺"与《食品、药品和化妆品法》

/

美国 1906 年通过的《纯净食品和药品法案》(PFDA)在整顿医药市场、保护消费者利益方面迈出了联邦立法的第一步，它不仅定义了哪些商业行为属于违法，而且成立了一个专门的机构来执行法律。但是，人们很快就意识到，制定法律只是万里长征第一步，更难的还在于执行。

PFDA 规定标签列举的成分不能有假，即禁止"伪标"，引起了很多专利药商的抗拒。但是他们很快发现，新的法规对他们几乎没有什么实质性影响。因为如果标签上没有说明产品成分，就不会构成犯罪。即使因为"伪标"被政府起诉，走上法庭，并最终判定有罪，也不会因此破产，因为惩罚成本实在太低了。所以，法律即使得到了执行，也不能达到预期的效果。

另外，PFDA 虽然禁止"伪标"，却不管疗效。也就是说，如果成分正确，即使疗效有假，公诉方无能为力，因为法官认为疗效的真假属于技术问题，无法通过法律手段解决。这就导致一些没有疗效、徒有虚名的药品白白浪费患者的钱财，耽误患者的治疗。这一点引起了极大的争议和公众的不满，以至于在1912 年，PFDA 被修订，修正案规定在药品标签上做虚假的疗效声明也是违法行为。

但是，在当时的技术条件下，要证明疗效声明的虚假性几乎是不可能的。因此，制药商只要说一句"我相信该药是有效的"，就可以万事大吉。而且，标签也不包括广告、传单等传播形式。所以如果关于药品疗效的声明出现在传单上而不是标签上，同样不构成犯罪。

这部法案最大的本质缺陷，就是不在有毒、有害的药品上市销售前加以禁止，而是在上市并产生危害以后才采取惩罚和补救措施，即危害在先、监管在后。事实证明，这样做收效甚微，阻力甚大，而且危害巨大。一个根本的逻辑错误是：如果任由自由主义商业模式在食品、药品行业自由横行，会导致消费者先受到迫害致死，然后政府出面调查，最后才采取行动。那么，还怎么谈得上保护消费者？以至于到了 20 世纪 30 年代，这部法案的作用在迅速消失，厂商已经学会了钻法律的漏洞，市场上的商品越来越多，新出现的商业领域已经超出了法律监管的权限范围。

1933 年，美国国会开始了新法案的起草工作。新法案主要包括两个部分的修改：第一，扩大了 PFDA 的范围。禁止在标签之外的其他广告内容中做虚假声明，包括疗效；包装瓶上必须列出产品的所有配方。第二，法案增加了一条全新的内容，要求任何计划上市销售的药品必须向政府提供药品样品和相关信息，以证明药品的安全性。理所当然地，这两条规定遭到制药厂商的强烈反对，消费者保护组织和制药厂商之间发生了长时间激烈的争执。国会受到各利益集团影响，法案迟迟无法出台，最终 1937 年发生的磺胺事件的灾难性影响才打破了僵局。

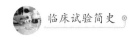

## 2

早在 1935 年,科学家们就发现了磺胺的抗菌作用,特别是对淋病及其他链球菌感染有良好的疗效。因此,磺胺上市后一度非常畅销。

固态磺胺制剂味道不好,而且很难吞咽,特别是儿童患者很难接受。1937 年夏天,美国田纳西州的马森基尔(Massengil)制药公司的首席化学家哈罗德·沃特金斯在既没做动物试验,也没做人体试验的情况下,自作主张用带有甜味的二甘醇代替乙醇配制了一种磺胺醑剂,用于治疗各类感染疾病,并很快发往各药店销售。

1937 年 10 月 11 日,美国俄克拉荷马州的一位医生发电报给美国医学会,反映他的 7 位患者因为服用磺胺醑剂而死亡。美国医学会马上通知药厂停止销售,并对全国的医生发出了用药警告。然而,此时已有许多人服用了此药,并导致了排尿困难、腹痛、恶心、呕吐、痉挛和昏迷等严重不良反应。检查发现,死亡的原因是肾脏衰竭,导致死亡的物质正是磺胺醑剂中的二甘醇。负责研发此药的沃特金斯不堪忍受内疚的痛苦折磨,自杀身亡。

美国 FDA 发动全部调查员寻找服用该药的患者,突破厂商和医生的重重阻力,到了 11 月底,证实本次灾难造成了 107 人死亡,其中多数是儿童。最终,马森基尔公司由于虚假标签被起诉,并被罚款 26 000 美元,即为每例死亡事件支付 240 美元。这也是 FDA 成立以来司法判处的最大一笔罚金。

此次"磺胺事件"的悲剧对美国震动很大,公众哀叹美国联邦政府对医药控制的乏力,宽松的市场政策导致麻痹大意的伤害。这次事件证明了药品上市前经过安全性审查的极端必要性。因此,公众强烈要求对药品法律进行修改和补充。

*3*

事件发生数月之后,美国国会终于在 1938 年 6 月通过了《食品、药品和化妆品法》(*Food*,*Drug and Cosmetic Act*,FDCA),FDCA 由富兰克林·罗斯福总统签字生效。这部法案为美国的药品生产和销售奠定了基本框架。很有意思的是,1906 年的 PFDA 和 1938 年的 FDCA 都是由罗斯福总统签字生效,但是两者却不是同一个罗斯福。

从此后,美国法规要求新药上市前必须向 FDA 提供安全性证明,并且经过审查批准后方可合法上市。此项规定开创了药品监管的新体制,即要求药品制造商提交新药申请(new drug application,NDA)。制造商申报 NDA 后,如果在 60 天内没有得到 FDA 的反对意见,该新药就视为自动通过审批。也就是说,审批的基线是通过而非不通过,除非发现重大问题。

这一法案意味着,制药公司要想生存下去,不能再指望靠卖祖传秘方、打小广告生存,而是必须基于对疾病和产品本身的深刻了解,真正生产出安全有效的产品,并向 FDA 提供产品安全性的有效证明。从此以后,新药研发成为一个专业的学科,制药公司从事药物研发的队伍持续扩张,并逐渐形成了一个专业的科学家和技术人员队伍。

从"事后处罚"到"事前监管"这一伟大的监管理念的转变具有跨时代的意义。FDCA 颁布后,一方面,为消费者提供了更加强大的保护;另一方面,极大地促进了制药行业发展,催生了现代药物研发技术和现代制药产业。

# 十四、"反应停"与《科夫沃–哈里斯修正案》

/

　　1938 年通过的《食品、药品和化妆品法》(FDCA)促成了科学与商业的联盟,使制药企业从一群靠广告吹嘘疗效的乌合之众,转变成为能够研发出具有真正疗效药品的、规模巨大的制药机构,现代制药行业应运而生。从 1935 年到 1955 年,新发明的有效药物数量超过了之前人类历史的总和,新药的到来大大减轻了患者的痛苦,提高了人类的平均寿命。人类疾病谱也开始转变,从过去以肺结核、白喉、麻疹等感染性疾病为主向心血管疾病、肿瘤、内分泌疾病等慢性病转化。

　　随着大量新药涌现,制药商通过广告及促销开展市场活动,并且派出成千上万名销售人员直接上门拜访,将新药信息传递给医师。1962 年,美国的一位医生收到了包含 604 种药品广告的 3 636 个包裹和信件。面对短时间内涌现出如此多的新药,医师们眼花缭乱,他们缺少时间和能力去研究判断每一种新药的有效性。另一方面,商业利益的驱使,也让市场上出现大量的完全类似或缺乏疗效的药品,它们披着不同商品名的外衣,借助药厂的强大销售网络以及和医生组织形成的利益共同体畅销于市。药品的过分供给和无效供给日益成为一个严重的社会问题。

因此，以国会议员科沃夫(Kefauver)为代表的改革派提出提案，要求药品监管当局在药品上市前，不但要审查药品安全性，还要承担起审查药品疗效的责任。但是美国的制药企业组织和医生组织联合反对，他们认为仅凭医师个人的专业知识和经验完全可以就特定患者服用特定药品的效果做出判断。他们坚持检验药品是否有效的唯一方法是患者的自我判断以及医生的建议，而不需要什么科学标准。当然，这一荒谬逻辑下面，隐藏的不过是他们维护私利的内心。

正如 1906 年和 1938 年一样，法规的重大改革都源自悲剧阵痛的推进。但这一次的阵痛之大、反响之广，至今仍然无法让人平息。而这一次事件对临床试验的法制化发展也具有里程碑意义，这就是导致上万名畸形婴儿诞生的"反应停"惨剧。

## 2

西德制药商梅瑞尔公司在 1957 年研制了一种新型镇静剂——沙利度胺(thalidomide)，并作为非处方用药上市。因其声称毒性低、无依赖性，同时还可有效减轻孕妇在妊娠早期的呕吐反应，因此也叫做"反应停"(contergan)，并很快在药品监管宽松的欧洲、南美等地区的 20 多个国家上市。

1960 年 9 月，该药向美国 FDA 申报，并由刚进入 FDA 工作的弗朗西斯·奥尔德姆·凯尔西(Frances Oldham Kelsey)医师负责审批。凯尔西在审阅梅瑞尔公司的申请时，认为产品的临床数据不足，个人证词多于科学数据，要求梅里尔公司提交更详尽而可信的研究数据。梅瑞尔公司认为沙利度胺已经在欧洲和澳大利亚等上市 3 年，全世界有超过 200 万人服用，疗效良好，凯尔西的要求属于吹毛求疵。梅瑞尔公司的老板甚

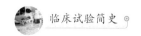

至直接给 FDA 局长打电话,要求尽快批准其在美国上市。然而凯尔西坚持原则,不为所动。

就在两方僵持不下的时候,欧洲国家的医生们开始发现一个让人不安的临床现象:越来越多的畸形婴儿诞生。有的眼、鼻、耳或内部器官怪异,更有些死胎儿或出生后即死亡。其中最为普遍的是一些短肢甚至无肢、脚趾直接从臀部长出来形似海豚的畸形婴儿,被称为"海豹肢"婴儿。他们的人生命运注定痛苦而艰难。

直到 1961 年 11 月,终于由德国医生通过流行病学研究确定了导致这些畸形婴儿的共同祸根正是"反应停"。德国政府在 10 天后紧急取缔"反应停",其他国家也迅速撤销"反应停"的销售许可。骇人听闻的惨况通过新闻及照片震惊全世界。梅瑞尔公司最终向现实低头,在 1962 年 3 月撤回其在 FDA 的申请,并撤回该药在全球的销售。然而,惨剧已经不可避免。到 1962 年初,全球已经出现了约 12 000 例因服用沙利度胺造成的"海豚肢"婴儿。另外,还导致了数千名婴儿在出生前就因畸形而死。

"反应停"事件恰好证明了美国 1938 年法案的价值所在,即药品上市前应该达到良好的安全标准,这个安全标准的基础必须基于科学数据。该药虽然还没在美国上市,但是 1938 年的法案并没有对药物上市前的临床研究做出任何限制性规定,允许医生以试验的名义给患者使用任何新药。梅瑞尔公司正是钻了法律的漏洞,在 FDA 批准上市前,已经向全美 1 000 多名医生发出了 250 万片"反应停",用于孕妇毒性测试,导致美国也出现了 17 例"海豚肢"患儿。

凯尔西的职业精神和专业素质拯救了美国,让美国幸免于一场灾祸。为嘉奖凯尔西的杰出贡献，1962 年，肯尼迪总统授予她"杰出联邦公务员奖"。这位伟大的女士为 FDA 服务 45 年后，2005 年以 90 岁高龄退休，2014 年走完了自己的百年人生历程。

虽然"反应停惨剧"仅涉及药品安全性，而与药效无关，但事件的发生促使美国国会关于药品上市监管以及上市前研究进一步严格化的讨论迅速激烈起来，并在 1962 年迅速通过了《科沃夫-哈里斯修正案》(*Kefauver-Harris Amendments*)。

### *3*

《科沃夫-哈里斯修正案》的标志性成果是第一次要求制药商在新药上市前必须向 FDA 提供经临床试验证明的药物安全性和有效性双重信息。

修正案进一步将新药上市审批分成了两个环节。第一个环节是在新药动物试验结束后，为开展临床试验而进行申请和批准的环节，即研究性新药申请（investigational new drug，IND）。IND 环节需要提交审查的内容包括药品的药理学研究和质量控制方法、临床前动物毒理试验结果，以及计划进行的人体临床试验方案。如果在提交后 30 天内没有收到 FDA 的反对意见，就可以开始进行临床试验。

在规定期限内，不反对就是同意，这是一种"默示"审批。一方面，这样就堵住了 1938 年 FDCA 的漏洞，不能让没有经过 FDA 同意的研究药物随意进行不负责任的临床试验。另一方面，也尽量降低了对新药开发进度的影响。

修正案的第二个环节是进一步明确规定了新药最终上市前必须做三期临床试验。一期试验是关于药物毒性耐受性和

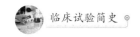

临床药理学试验;二期试验是关于疗效的初步探索研究;三期试验是关于疗效的确证研究。这就在法律制度上对新药临床试验的阶段和法制做出了明确的框架性规定,并沿用至今。

在三期临床试验结束后,进入第二个环节,即新药上市申请(new drug application, NDA)。NDA 必须包括十分详细的有关药物安全性、有效性以及生产及质量控制数据资料。在NDA 环节,1938 年的 FDCA 规定如果 FDA 在 60 天内未提出反对意见,新药就可以上市销售,这就是"默示"审批。但是修正案提高了对 NDA 的要求,从"默示"审批改为"明示"审批,让制药公司承担了证明药品安全性和有效性的责任。从此以后,设计完善而严密的随机对照试验成为证明药物有效性和安全性的"金标准",在新药上市中扮演了关键角色。

也就是说,从 20 世纪中叶开始,临床试验方法学发展的历史长河终于和新药开发的法制化进程汇流到了一起,融合前行。

# 十五、医生审判与《纽伦堡法典》

/

　　临床试验的价值主要在于两个方面：一是对医学知识的增加和科学发展的贡献，这是其科学价值；二是对减少患者病痛和死亡、提高大众健康水平的贡献，这是其社会价值。不管是为了实现何种价值，是否能够真实有效地证实治疗手段的安全性和有效性都是至关重要的，也是临床试验科学性的基本要素。

　　为了确保临床试验的科学性，在方法学层面，最终发展到以随机对照双盲的原则作为临床试验设计的"金标准"；另一方面，在法律规制层面，1962年美国国会通过的《科夫沃-哈里斯修正案》明确规定了新药要经过三期临床试验，在验证药物的安全性和有效性后，才能申请上市。

　　到目前为止，对临床试验的关注，都是对其结果的科学价值和社会价值的关注。现在让我们把焦点转移到临床试验本身上来。临床试验相对于药物研究以及动物试验的本质区别是：临床试验的受试对象是人，是享有和其他所有人同样权利和尊严的活生生的人。这就导致了一个悖论：以促进人的福祉为目的的临床试验本身，却不得不以人作为受试对象，而必然给受试者带来潜在的风险，甚至是致命的伤害。

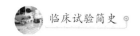

　　随之而来的问题是：为了临床试验的所谓科学价值和社会价值，是否可以完全不关注这些受试者的权益？如果是，将会怎么样？如果否，我们又该如何？这一系列问题都在临床试验的科学性探索以外指向了另一个方向：对临床试验伦理原则的探索。

　　现在我们都知道了，保护受试者的权益是临床试验的基本伦理原则，然而这也是人类在付出了血淋淋的代价后才得到的共识。并且，关于到底该如何保护受试者权益，这是一个至今也没有完全解决，在随着时代和技术的发展不断变化，也许永远也不可能完全解决的课题。

　　人们很早就已经认识到使用活人进行试验在道德上是有问题的，但是，直到第二次世界大战结束后揭示出来的纳粹人体试验的暴行，才引起了公众、医学和科学界人士以及意见领袖前所未有的关注。

## 2

　　20 世纪上半叶，人类历史上发生了极其悲惨的一幕：在第二次世界大战期间，纳粹医生利用数以万计的战犯和犹太平民进行了惨无人道的人体试验。

　　这些试验大致可以分为两类：第一类是将受试者置于长期的饥饿、负压、低温等极端条件下，以观察其耐受程度和生理反应；第二类是在受试者身上进行试验性创伤和烧伤试验，或者使其感染上严重的致病菌，然后观察其对伤情和疾病的耐受程度及未经治疗的自然发展病程等。这样的试验是灭绝人性、天理不容的，对无辜的受试者不但没有任何益处，还导致了大量不应该有的痛苦、伤残和死亡。

1947年，第二次世界大战结束后的第二年，同盟国在纽伦堡对20名参与纳粹人体试验的医生和3名纳粹军官进行了审判，他们被指控以医学的名义犯了谋杀、拷打以及其他残暴的罪行，史称"医生审判"。

古希腊医学家希波克拉底早在2000多年前的《希波克拉底誓言》里就写明："我要竭尽全力，采取我认为有利于患者的医疗措施，不能给患者带来痛苦与危害。"这就是著名的医生对患者的"不伤害"原则。"医生审判"所揭露的纳粹医生的暴虐行为显然严重违反了《希波克拉底誓言》的"不伤害"原则。因此，这一原则被法庭援引来作为对纳粹医生审判的依据。

但是这些纳粹医生并未对他们的行为表现出任何悔意，他们声称是以科学的名义进行的人体试验，强调这些研究有助于对科学知识的贡献以及改善人类的生活质量。这就回到了开头的问题，以科学价值和社会价值为名的临床试验，该不该关注受试者的权益和健康。

在《希波克拉底誓言》的语境里，主要规范的是医生和患者之间的关系，属于医疗伦理原则范畴。在医患关系中，医生直接考虑的是患者的疾病诊治，这和患者就诊的目的是一致的。因此，医生对患者有"不伤害"的责任，在不伤害的基础上，还要尽力让患者在治疗中获益。在此基础上，医患之间形成了一种信任关系，并且基于这种信任关系，医生在医疗决策中作为患者的代理人，为患者做主，实质上扮演了某种"父权"的角色。

而纳粹医生以研究的科学目的和社会价值为名，为迫害受试者辩护，这就在实质上跳出了医患关系的医疗伦理范畴，否定了"不伤害"原则的适用性，同时却又无耻地以医患关系中医

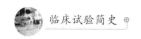
生的父权角色自居，做了受试者的代理人，从而让审判者一时无以回击。

　　好在正义终究不会缺席。"医生审判"最终在规范医生和患者关系的医疗伦理原则之外，开启了一个新的伦理领域——人体研究伦理，也就是规范研究者和受试者之间关系的伦理原则，并体现在1947年颁布的著名的《纽伦堡法典》里。

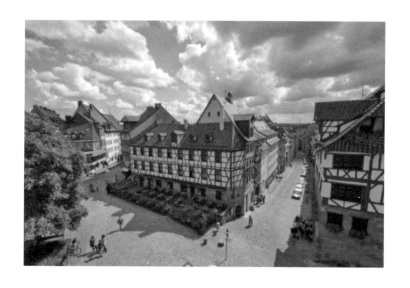

3

　　1947年8月19日，让我们记住这个日子。这一天是纽伦堡"医生审判"的宣判之日。法官在宣读对纳粹医生的最终判决之前，宣读了10条人体试验的伦理原则。这10条原则被后人称为《纽伦堡法典》(the Nuremberg Code)。

　　《纽伦堡法典》首先继承了《希波克拉底誓言》中医生对患

者的"不伤害"责任。也就是说,在人体试验的语境里,作为研究者的医生对受试者同样具有不伤害的责任,这就在根本原则上彻底否定了纳粹医生的自我辩解。当然,这种不伤害是主观上的尽量避免伤害,并不能否定临床试验对受试者导致潜在风险的客观存在。

另一方面,至关重要的,也是《纽伦堡法典》最重要的贡献,就是提出了人体研究的另一条核心伦理原则——"尊重"原则,也就是"自愿同意"原则。"自愿同意"原则是指只有当潜在受试者在充分获知并且理解了试验相关信息的基础上做出同意的决定之后,临床研究才能开展。自愿同意参加的原则,必然伴随着自由退出的权利。当"受试者在临床试验中的生理和精神状态已经无法支持其继续参与试验"时,则完全有随时退出试验的自由。

"自愿同意"和"自由退出"的结合为受试者在人体试验中获得保护提供了依据,也使得人体试验避免了不符合伦理道德的责难。深层次来看,"自愿同意"伦理原则的出现正是为了协调《希波克拉底誓言》的医生对患者的"不伤害"责任与人体试验对受试者造成伤害的可能性之间的矛盾。也正是因此,《纽伦堡法典》把研究者和受试者关系和医患关系区别开来,把人体研究伦理从医疗伦理中分离了出来。

纽伦堡法庭正是用研究者的"不伤害"原则和受试者的"自愿同意"原则这两把伦理利剑刺破了纳粹医生的伪装,对其无耻的狡辩进行了有力反驳,使其得到了应有的惩罚。

《纽伦堡法典》是人体医学研究的第一部国际生命伦理准则,其伟大之处在于把"不伤害"原则体现在研究者职责里,把"尊重"原则体现在受试者权利里,并且把两者有机地统一起

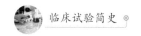

来,为之后临床研究伦理原则的发展奠定了理论基础。从此以后,临床试验作为一门学科,在方法学分支之外,另外开辟出一个伦理学分支,走上了对受试者保护伦理原则的漫长而曲折的探索历程。

# 十六、《赫尔辛基宣言》在 1964

／

　　《纽伦堡法典》在对纳粹医生的审判中将人体研究伦理从医疗伦理中分离了出来，从此开启了关于临床研究伦理原则与保护受试者实践的探索。《纽伦堡法典》的探索只是一个起点，它留下了很多悬而未决的问题。

　　第一，《纽伦堡法典》名为"法典"，其实不具有法律地位，并不能有效地约束医生的行为。其原则能否得到遵守，取决于医生研究者的个人品德和职业素质。另外，《纽伦堡法典》的条款过于原则性，没有充分考虑研究情景的复杂性，不能很好地指导医生研究者的实践操作。事实上，此后的整个 20 世纪 40～60 年代的人体研究实践中，在西方的医院、监狱和收容所中发生了一系列的人体试验丑闻。医生滥用了以信任为基础的医患关系，背弃了保护患者的义务，利用这些机构中人们的弱势地位，进行不符合伦理原则的人体试验。这些受试者被曝光后，被媒体称为"人类豚鼠"。

　　第二，《纽伦堡法典》约定了医生的"不伤害"责任以及受试者的"自愿参加"权利，好似为受试者的保护上了"双保险"，但是却没有解释清楚一个根本的逻辑问题：既然试验有伤害受试者的风险，并且可能无可避免，人们为什么还要参与试验？

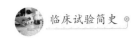

如果基于"自愿参加"的伦理原则,是否就不会有人愿意参加临床试验了？那么以科学价值和社会价值为己任的临床试验还如何开展？

第三,《纽伦堡法典》提出的受试者"自愿同意"原则虽然是绝对必要的,但是这又产生一个悖论:如果以这一原则为实践的绝对宗旨,一些没有能力表达自愿同意的人比如儿童或者精神病患者,就不能参加临床试验,那么一些以他们为治疗人群的临床试验也就无法开展了。

《纽伦堡法典》为临床试验的受试者保护树立起来了一个很高的标杆,但是当伦理原则的标准高到了完美,以至于临床试验都无法开展时,这又成了一个新的问题。这个问题导致临床试验的科学性和伦理性之争,将贯穿此后临床试验伦理原则发展的整个历史。

2

1946 年 9 月,世界医学会(World Medical Association, WMA)在英国伦敦成立,并于 1947 年 9 月在法国巴黎召开了世界医学会第一届全体大会。从此以后,WMA 几乎每年都要召开全体会议,成为世界医学界的年度盛会。

1948 年,世界医学会第二次全体大会在瑞士日内瓦召开。本次大会在《希波克拉底誓言》的基础上制定了《日内瓦宣言》,作为规范医生与医生、医生与患者关系的道德规范。所以后人把《日内瓦宣言》称为《希波克拉底誓言》的现代版。《日内瓦宣言》中关于医患关系的部分提到:"我一定要把患者的健康和生命放在一切的首位,患者吐露的一切秘密,我一定严加信守,决不泄露。"这就明确指出患者的健康是医务人员要首先关心、具有头等重要地位的问题,从而发展了《希波克拉底誓言》提出的医生对患者的"不伤害"原则,这一条对人体研究伦理原则的发展有重要意义。

随着人体研究的伦理丑闻不断发生,1952 年,世界医学协会理事会成了一个永久性的医学伦理委员会,开始持续讨论人体试验中的伦理立场,为新的人体试验伦理原则的正式提出做组织准备和理论准备。此后,历经多年的讨论和修订,最终于 1964 年,在芬兰首都赫尔辛基召开的世界医学会第十八届全体大会上,关于人体试验伦理原则的草案获得通过,并命名为《赫尔辛基宣言——涉及人类受试者医学研究的伦理学原则》(*Helsinki Declaration*:*Ethical Principle for Medical Research Involving Human Subjects*),简称《赫尔辛基宣言》。

《赫尔辛基宣言》以更丰富而易于实施的条款补充和修正了《纽伦堡法典》中较为抽象和简单的伦理原则,进一步规范了人体医学研究的道德行为。在此后至今的多次世界医学会全体大会上,《赫尔辛基宣言》的版本历经多次修订,不断发展和完善,成为事实上得到国际公认的生物医学研究伦理准则规范。而 1964 年版本的《赫尔辛基宣言》作为第一部《赫尔辛基宣言》,也被永载史册。

## 3

《赫尔辛基宣言》(1964)一开始就援引了《日内瓦宣言》中关于把患者健康放在首位的条款:"世界医学会《日内瓦宣言》用'我的患者的健康将是我的首要考虑'约束医生。"这一援引在此后历次修订中保留至今。临床试验的研究者同时也是医生;临床试验的受试者同时也可能是患者。《赫尔辛基宣言》开

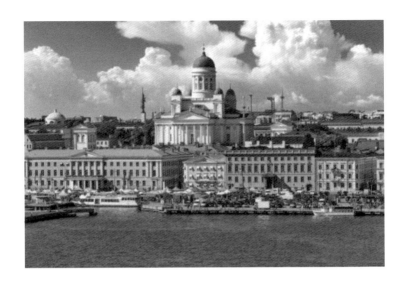

宗明义地援引《日内瓦宣言》这一条原则，其内涵在于：即使在临床试验中作为受试者的患者，医生仍然要把他们的健康放在首位。这就在伦理原则上无可争辩地否定了医生以从事研究的目的伤害受试者权益的借口。

进一步，《赫尔辛基宣言》(1964)在继承《纽伦堡法典》精神的基础上，丰富和发展了其内容，提出了人体试验应该遵循如下三条基本原则。

第一，研究要符合科学原则。《赫尔辛基宣言》(1964)明确提出："临床研究必须建立在试验室和动物试验基础上，遵守科学原则。""临床研究只能由合格的科学人员进行。"这是对《纽伦堡法典》的继承，要义是一个临床研究的开展必须具备科学基础的前提。

第二，权衡试验的风险和获益的原则。《赫尔辛基宣言》

（1964）进一步明确提出："在每个研究方案之先，都应该认真比较研究的内在风险和给受试者或他人带来的可预见获益。"这是对《纽伦堡法典》的重要发展，首次提出了受试者参加临床研究不但有潜在的风险，还要有可预期的获益。而一个研究是否能够开展，就在于风险和获益的权衡。这一条的要义是指明一个临床研究的开展必须具备符合伦理原则的前提，也就是要基于风险和获益的权衡。这就在理论上解决了《纽伦堡法典》中没有解决的关于受试者为什么要自愿同意参加研究的逻辑问题。

风险获益权衡的原则是一个临床试验是否能够开展的重要前提，以及受试者考虑是否参加的重要考量，让研究者的不伤害原则和受试者的自愿参加原则获得了可操作的考虑依据。至于到底该如何权衡风险与获益，这成为一个严肃的技术问题，将在未来不断发展和完善。

第三，尊重受试者的原则。《赫尔辛基宣言》（1964）在继承《纽伦堡法典》关于患者自愿同意参加的原则基础上，进一步明确提出："对于法律上无同意能力以及精神上无能力给出同意的人，应该从其法定监护人那里获得同意。"从而引入了"代理同意"的概念。

引入了"代理同意"，也就是对无知情同意能力的儿童、精神病患者等，允许由其法定监护人代表受试者的利益决定是否参加试验。这就解决了《纽伦堡法典》的关于无同意能力的人群（比如儿童和精神病患者）无法参加临床试验的问题，从而扩大了研究的范围。这是《赫尔辛基宣言》（1964）的最大贡献，其深刻意义在于让临床研究伦理原则的考量从单纯的保护受试者权益的角度发展到了在保护受试者权益基础上，能够让临床

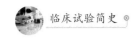

试验以符合科学原则的方式开展的方向。这实质上是针对纽伦堡"医生审判"存在的矫枉过正现象的一次反方向矫正，也就是从此开始，关于临床研究科学性和伦理性的斗争和妥协成为常态。

《赫尔辛基宣言》(1964)是真正意义上得到国际公认的人体研究第一个伦理原则规范，其提出的风险获益权衡原则和代理同意的概念影响深远，至今被临床研究所遵循。自从有了《赫尔辛基宣言》，临床试验实践的面貌就从此不同于过往了。所以，让我们永远铭记雕塑般的1964，铭记寒冷的赫尔辛基，铭记第一版《赫尔辛基宣言》。

# 十七、《赫尔辛基宣言》在 1975

/

　　《赫尔辛基宣言》(1964)继承了《纽伦堡法典》关于研究者的保护受试者义务,并且提出研究者应该将受试者权益置于首位,从而强化了研究者职责;另一方面,继承了受试者的自愿参加权利,并且首次提出了"代理同意"的概念,让一些没有自愿同意能力的受试者比如儿童和精神病患者成为研究的可能对象,拓展了研究的范围。从逻辑上来讲,这样的理论架构是否已经形成了临床试验受试者保护的闭环呢? 我们来分析一下。

　　《赫尔辛基宣言》(1964)提出了研究者要把受试者权益放在首位,但是是否就可以确保研究者在实践中真正把受试者权益放在了首位呢? 答案是否定的。实际上,这受制于研究者本人的道德水平和专业水平。有的研究者在道德上有缺失,自然不能从内心上接受受试者权益至上的原则,此所谓"不愿"也;有的研究者或许在道德上达到了足够的水准,但是在专业上也许有所欠缺,不能做到很好地保护受试者权益,此所谓"不能"也。这样来看,寄希望于研究者的自律与能力是远远不够确保受试者权益得到《赫尔辛基宣言》原则保护的。

　　另一方面,《赫尔辛基宣言》(1964)进一步遵循了受试者的自愿同意原则,这对研究的受试者保护不力起到了一定的制衡

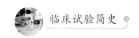

作用。受试者自己有权利决定参加试验与否,并且可以随时退出,这就可以对冲一些没有道德和能力去很好地保护受试者的研究者的行为,好比为受试者保护加上一道"双保险"。但是,深究下去,这道"双保险",却仍然是有致命缺陷的。首先,受试者往往都是一些毫无医学知识的普通人,在医患关系中处于弱势地位。这种弱势地位无疑会削弱他们在做出判断时的准确性以及做出拒绝选择时的勇气。即使受试者做出了正确的判断,自愿加入了研究,这仅仅是一个开始。在整个研究过程中,当受试者权益受到损害时,受试者同样可能因为缺乏勇气或者无力做出准确的判断,从而不能很好地保护自己的权益。

事实上,自 1964 年以后,临床研究中不合伦理的试验仍然大量存在,并且不断被媒体揭露出来。如此说来,"双保险"其实也并不保险。

2

20 世纪 70 年代初,三位来自北欧的医生,包括瑞典的克拉伦斯·布洛姆奎斯特(Clarence Blomquist)、挪威的埃里克·恩格尔(Erik Enger)、丹麦的保尔·里斯(Povl Riis),组成了一个委员会,提交了对《赫尔辛基宣言》(1964)的修订草案。值得注意的是,在这三人之中,里斯曾经是一家丹麦医学学术期刊的编辑,这一点对《赫尔辛基宣言》的修订与发展非常重要。

1975 年,在东京召开的第二十九届世界医学会全体会议上,他们的修订草案得到通过。从此,《赫尔辛基宣言》(1975)正式颁布,取代了《赫尔辛基宣言》(1964)。在继承《赫尔辛基宣言》(1964)基本原则的基础上,《赫尔辛基宣言》(1975)在以下三个方面取得了进一步的发展。

(1)伦理至上的原则。《赫尔辛基宣言》(1975)首次明确指出:"对受试者利益的考虑应当永远高于对科学和社会利益的考虑。"这就比《赫尔辛基宣言》(1964)更加明确了伦理性和科学性的先后关系。

(2)受试者权益的范围。过去关于受试者权益的范围是模糊的,大致包括受试者的生命权和健康权。而《赫尔辛基宣言》(1975)第一次明确提出要保护受试者隐私:"必须采取一切措施以尊重受试者的隐私。"这就把受试者权益的范畴从生命权和健康权,扩大到了隐私权。对受试者隐私权的保护,对之后的临床试验操作规范的发展影响深远。

(3)知情同意的概念。《赫尔辛基宣言》(1975)首次提出了"知情同意(informed consent)"的概念,取代了《赫尔辛基宣言》(1964)的"自由同意(free given consent)"概念。从"自由同意"发展到"知情同意",是一个伦理理论建设的进步,反映了同意的基础不仅仅是自由,更是充分的知情。在知情的基础上,也可以不同意。

这三个方面的理论发展影响深远,沿用至今。

### 3

《赫尔辛基宣言》(1975)的更大贡献不仅是在理论上的发展,而且在临床试验受试者保护的实践操作框架上的重大发展,从而从逻辑上解决了"双保险"不够保险的问题。具体包括独立审查委员会和结果发表伦理两个方面。

(1)独立审查委员会。《赫尔辛基宣言》(1975)明确提出

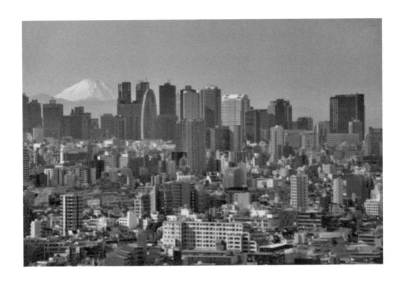

了设立独立审查委员会来审查试验方案的要求："涉及人类受试者的每个试验程序的设计和实施都应该清楚地写入试验方案中,该方案应该提交给一个特别任命的独立委员会来审查、评价和指导。"从今天的角度来看,这一条可以说是《赫尔辛基宣言》(1975)的最大贡献。独立审查委员会拓宽了维护研究伦理的途径,由单纯的医生的良知扩展到外部的监督,解决了如何确保研究者职责如何落实的问题,也就是在"双保险"的基础上加了一道"三保险"。

这一条的创立者们可能不会想到,后来的事实证明,独立审查委员会事实上成了临床试验伦理保证的最重要体制,不仅是在试验开始前,而且在整个试验进程中发挥了至关重要的伦理审查和监管作用。虽然《赫尔辛基宣言》(1975)并没有对这样一个委员会的性质、组成、审查内容以及依据做出明确规定,但是为之后各国出台伦理审查委员会的相关细则规定吹响了号角。

（2）结果发表伦理。《赫尔辛基宣言》（1975）还开创性地提出了结果发表伦理原则："医生发表研究结果时，有责任保证结果的精准性；与本宣言原则不符合的试验报告不应该被接受发表。"前半句是对临床试验研究者责任的约束，后半句是对学术期刊编辑义务的界定。通过对研究结果发表的伦理要求做出原则性规定，让受试者保护问题从研究医生圈子进入了出版领域，并通过出版领域进入了大众的视线，将试验的伦理性置于社会大众的监督之下。从而在独立审查委员会之外，为受试者保护构建起了更加广阔空间范围的外部保护，铸就了"第四道保险"。

这一条的出台，很大程度上归功于草案三人组里有一位曾经担任编辑的医生即丹麦的里斯。三年以后，仍然是此人作为发起人，成立了国际医学期刊编辑委员会，明确提出医学学术期刊要遵守《赫尔辛基宣言》（1975），从而让《赫尔辛基宣言》（1975）通过国际医学期刊得到广泛的传播和遵循，并且为《赫尔辛基宣言》（1975）的争鸣提供了公开的平台，为其继续发展创造了条件。

总结一下，《赫尔辛基宣言》（1975）的伟大在于，构建了临床试验受试者保护的"四保险"机制：第一，研究者伦理至上；第二，受试者知情同意；第三，独立审查委员会审查；第四，结果发表伦理要求。这四大机制的建立，构成了一个临床试验受试者保护的逻辑闭环，并在今后的历次《赫尔辛基宣言》修订中得到持续的继承和不断的可操作化发展。

《赫尔辛基宣言》（1975）还提出了一个有意思的原则：

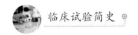

"在任何医学研究中,每位患者包括对照组患者,都应该获得证明最佳的诊断和治疗手段。"这一条在当时临床试验伦理原则草创阶段并没有引起足够的重视,却在未来掀起了轩然大波。

# 十八、塔斯基吉梅毒试验

《赫尔辛基宣言》(1975)的内容涉及受试者保护所牵涉的四大相关方,即研究者、受试者、独立的审查委员会以及出版界。这四大相关方在受试者保护中的权利和义务的整合构成了一个逻辑闭环,解决了受试者保护机制的问题。现在来思考另一个问题,站在一个临床试验研究者的角度,到底怎么样才算是做到了保护受试者权益?

从《纽伦堡法典》到《赫尔辛基宣言》(1975),已经产生和发展了若干的伦理原则,涉及方方面面的细节。但是这么多的原则,彼此间的关系如何? 到底该怎么归类? 如何提炼出更加精炼的小原则之上的大原则,并用以指导实践? 从个别到一般的归纳是理论发展的必然指向。物理学的发展,首先是统一了地球上的规律;然后又统一了天上地下的规律;现在还要统一宏观世界和微观世界的规律。那么临床试验伦理规范的基本原则是什么?

回顾从《纽伦堡法典》到《赫尔辛基宣言》(1975),它们在保护受试者权益上,有两个根本性的原则基本可以涵盖所有的已有小原则。

第一,受试者自愿参加或者不参加试验。从受试者角度视

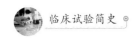
之,这是受试者的权利。而从研究者角度观察,这一条原则体现的是研究者对受试者的尊重。研究者只能在受试者充分知情的基础上让其自由决定参加与否,而不能代替其决定,即使是出于好意。所以,从研究者角度,这一条根本原则被简称为"尊重"。

第二,研究者要把受试者权益放在首位,超过对试验的科学价值和社会价值的考虑。从研究者的角度,这一条根本原则可以简称为"不伤害"。也就是说研究者不能主观上去伤害受试者。不伤害是最起码的要求,在不伤害的基础上,还要努力让受试者能够在研究中获益。这才是把受试者权益放在首位的完整内涵。因此,这一条大原则也可以被简称为"受益"。

这样的话,从研究者角度,我们就提炼出来了两个基本原则,一个是尊重;另一个是不伤害,或者叫受益。这两条大原则,基本涵盖了截至《赫尔辛基宣言》(1975)的所有伦理小原则。此刻面临一个问题是,这两条原则是否已经穷尽了临床试验的一切伦理问题? 如果没有穷尽,还缺什么?

《纽伦堡法典》和《赫尔辛基宣言》都是在欧洲大陆上产生的,我们现在把视线转移到多元特色更加显著、社会矛盾更加突出的美国来看一个案例,一个臭名昭著的临床试验。

## 2

塔斯基吉(Tuskegee)是美国的一个小镇,位于黑人众多的亚拉巴马(Alabama)州东部的梅肯(Macon)县。20 世纪 30 年代,梅毒正在贫困的黑人社区流行泛滥,35％的育龄非洲裔居民都患有梅毒。1932 年,美国公共卫生部(U. S. Public Health Service,USPHS)在塔斯基吉启动了一项人体试验,旨在观察男性黑人梅毒患者在未经治疗情况下的疾病自然进程。

　　研究小组以获得免费体检、免费食物、免费乘车往返诊所等好处为诱导，在梅肯县招募到了 399 名梅毒患者和 201 名健康人（用于对照），他们全部都是黑人。为了研究梅毒的自然病程，研究者没有告诉患者他们患上了梅毒，而是声称他们得了"坏血病"，并提供仅仅几片维生素和阿司匹林作为他们的治疗药物。需要指出的是，当时对于梅毒虽然没有特效药物，但也并非没有更好的针对性治疗手段。

　　研究初期原本计划只观察 6～9 个月，然后给予正常治疗。但研究启动以后，试验的方案慢慢变成了"长期观察，不予治疗"。至 1947 年，青霉素已经成为梅毒的标准治疗药物，并在美国被大力推广，但塔斯基吉试验的研究者却极力阻止受试者获得梅毒治疗信息。他们任由这些患者被梅毒折磨，并传染给伴侣和下一代，然后冷漠地记录下一个个"宝贵"的数据。第二次世界大战结束后，《纽伦堡公约》《赫尔辛基宣言》……世上已经波澜壮阔、沧海桑田，这个试验竟然能够 40 年如一日地"置身世外"，一直进行到 20 世纪 60 年代，直到终结者彼得·巴克斯顿（Peter Buxtun）出现。

　　巴克斯顿时任美国公共卫生部性病研究员，是一个充满正义感的年轻人。1966 年，巴克斯顿给上级写信，表达了他对塔斯基吉试验践踏医学研究伦理的担忧。当时试验已由美国疾病预防控制中心（Centers for Disease Control and Prevention，CDC）掌控，CDC 官员的判断是，研究应该继续下去。向高层举报多年未果后，1972 年，巴克斯顿终于把此事向媒体披露。《华盛顿星报》在 1972 年 7 月 25 日率先报道，第二天就被《纽约时报》头条转载。舆论哗然，塔斯基吉梅毒试验很快就被正

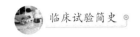

式终止了。此时,试验已经进行了整整 40 年,有 129 人因梅毒及其并发症死亡,只有 74 个受试者活了下来。40 人的妻子受到梅毒感染,19 个孩子一出生就染上了梅毒。

1974 年,美国政府支付 1 000 万美元赔偿金与受害者达成和解,承诺给予幸存者终身医疗福利和丧葬服务,并为此出台了"塔斯基吉健康福利计划"。1975 年,受害者的妻子、遗孀以及孩子也成为该计划的服务对象。

1997 年 5 月 16 日,时任美国总统比尔·克林顿代表美国政府,对塔斯基吉试验中的受害者及家属正式道歉:"我们犯下的错已经无法纠正。但我们要打破沉默。我们将不再对此视而不见。此刻,我们注视着你们的眼睛,并代表全体美国人民宣布,美国政府在这件事上的所作所为是可耻的,我感到很抱歉。对于我们的非洲裔美国公民,我再次为联邦政府实施了这样一个带有明显的种族主义的研究感到抱歉。"

此时,距离试验开始,已经过去了 65 年,仅有 8 名受试者幸存于世。

3

现在我们能够清楚地甄别塔斯基吉梅毒试验中违背伦理根本原则的地方。

在塔斯基吉梅毒试验里,研究者以针对"坏血病"进行治疗的理由欺骗受试者,没有坦诚告知受试者研究的真正目的和流程,这是对"尊重"原则的违背。更进一步的,本试验的发起本身就没有将受试者的权益置于科学和社会价值之上。更恶劣的是,当已有有效治疗手段的时候,仍然没有对他们实施救治,任其病情恶化,甚至危害无辜(患者的伴侣和孩子)。这是对

"不伤害"原则的违背。塔斯基吉梅毒试验因此被视为美国史上最臭名昭著的人体试验。

另一个令人无法接受的事实是,塔斯基吉梅毒试验的一位主要研究者约翰·库特勒,在20世纪40年代竟然还参与主导了危地马拉梅毒试验。

危地马拉梅毒试验是在1946—1948年间,由美国公共卫生部在危地马拉发起的项目。该试验向700多名妓女、囚犯以及精神病患者注射梅毒,并且唆使他们传播病毒给更多的人,然后给予青霉素治疗,以检验青霉素的治疗效果和剂量选择。这简直是赤裸裸的"视人为豚鼠"了,是比塔斯基吉试验更加恶劣的犯罪。此案一直淹没人间。直到2010年,在约翰·库特勒去世数年后,美国威尔斯利大学医学史教授苏珊·里维尔在整理他的资料时,无意中发现了此案的试验记录,才曝光于天下。2010年10月,美国总统奥巴马就危地马拉梅毒试验发表正式道歉。

掩卷反思,参与了纽伦堡"医生审判"的美国发起的这两项人体试验,和纳粹医生的人体试验并没有本质的区别,都是反人类的犯罪行为。纳粹医生固然得到了应有的惩罚,但是塔斯基吉梅毒试验这样的试验却能够在美国政府的正式许可下持续数十年;约翰·库特勒这样的研究者不但没有得到应有的惩罚,还能够在大学里作为教授一直工作到退休,以受人尊敬的身份在21世纪初寿终正寝。什么是罪恶?(What was the evil?)令人深思。

# 十九、贝尔蒙报告

/

塔斯基吉梅毒试验的受试者都是黑人。此案被媒体曝光后，之所以能够得到迅速解决，和美国当时的社会背景有关。从1950年代起，美国发生了声势浩大的黑人民权运动（African-American Civil Rights Movement），这是一场非洲裔美国人发起的反对种族隔离制度、争取民权的非暴力抗议斗争。1963年，超过25万名群众聚集在华盛顿的林肯纪念馆广场上，聆听美国民权运动领袖马丁·路德·金博士发表著名的演说《我有一个梦》（I have a dream），把这场黑人民权运动推到高潮。到1970年代，种族隔离制度在美国已经被终结，黑人的民权已经得到很大改善，这为塔斯基吉梅毒试验问题的解决提供了社会基础。

再来看看20世纪50—70年代在美国发生的另外两起臭名昭著的临床试验案例。

（1）威洛布鲁克（Willowbrook）州立学校事件。1956年，为了了解肝炎病毒传播的途径，在纽约斯塔藤（Staten）岛的一所公立学校里，患有智力障碍的儿童被喂食人粪便的提炼物，在后期甚至被改喂纯乙肝病毒。试验持续了14年，直到1970年才告一段落。虽然如今这项试验已经被钉在了历史的耻辱柱上,但是当时的纽约州参议院给的结论却是:设计合理,对医学有贡献。

（2）犹太慢性病医院事件。1963 年,在犹太慢性病医院患者完全不知情的情况下,研究者往大量患有终末期疾病患者的身体里注射活体癌细胞,以观察肿瘤传播方式。被注射的对象都是医院里的认知功能障碍患者。

从发生在美国的这一系列案例,并追溯到第二次世界大战期间纳粹医生以及日本 731 部队的人体试验,无一例外地,都是对"尊重"和"不伤害"伦理原则的严重违背。但是这还只是表象,如果仅仅认识到这个层面,并不能解释问题的本质。仔细分析这些案例,我们会发现,纳粹医生从未把"优秀的"雅利安人作为试验对象,日本军国主义者也绝不会从自己的大和民族同胞中挑选受试者。塔斯基吉案例中受试者全部是非裔美国黑人;威洛布鲁克州立学校事件纳入的都是智力障碍儿童;犹太慢性病医院事件的试验对象全部是认知功能障碍的终末期患者……这些案例的共同特点是:受试者的选择标准都带有强烈的种族歧视或者对弱势人群的歧视。

可见,问题的本质并不在于对"尊重"和"不伤害"原则的违背,而是歧视,是不公正。

所以,什么是罪恶? 是歧视,是不公正!（So, what's the evil? It's discrimination; it's injustice!）

## 2

美国政府从 20 世纪 70 年代开始对过去发生的一系列存在严重伦理问题的人体试验事件做出反应。

1974 年 7 月 12 日,美国成立了保护参加生物医学和行为

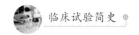

学研究人体试验对象的全国委员会。该委员会的主要任务之一就是为涉及人体试验对象的生物医学和行为学研究确定基本的伦理原则，并且制订方针以监督有关研究按这些原则进行。经过连续 4 年的努力，特别是在 1976 年 2 月，该委员会成员在史密森学会（Smithsonian）机构贝尔蒙（Belmont）会议中心举行 4 天集体会议（这也是最后的报告以"贝尔蒙"命名的原因），最终在 1978 年 4 月 18 日发表了人体试验伦理研究的经典文件——《贝尔蒙报告》（*Belmont Report*），全称是《贝尔蒙报告：保护参加科研的人体试验对象的道德原则和方针》（*The Belmont Report, Ethical Principles and Guidelines for the Protection of Human Subjects of Research*）。

《贝尔蒙报告》在前言里明确指出："过去的一系列人体研究伦理规范虽然起到了积极的推动受试者保护的作用，但是由于过于具体，甚至有互相矛盾的地方，难以理解和应用"。因此，报告的目的是要"阐述人体研究更加广泛的基本伦理原则和方针，从而为具体条款的制订、评论和解释提供基础"。

简单地说，这个报告的主要目的，就是要阐述临床试验伦理规范的基本原则，并最终不负众望，提出了三条基本伦理原则，即"尊重（respect）""受益（beneficence）"和"公正（justice）"。报告进一步解释，"这三条基本伦理原则代表了对人体受试者保护的基本观点和总体看法，是概括性的阐述。这些原则不总能解决某一具体伦理问题，但它的目的是为解决由涉及人体研究引起的伦理问题提供一个架构和指导"。

《贝尔蒙报告》提出的人体研究伦理三原则是临床试验伦

理学发展历史上跨时代的大事,堪比牛顿三大定律对物理学的意义。其中,"尊重"和"获益"两个原则其实是对《赫尔辛基宣言》的继承和发展。唯有"公平"原则是《贝尔蒙报告》独立而伟大的贡献,而这正是源自对塔斯基吉梅毒试验反思的结果。从此以后,"公平"成为与"尊重""获益"并列的人体研究伦理原则三大支柱之一。

## 3

《贝尔蒙报告》进一步对人体试验的伦理三原则及其应用的内涵进行了解释。我们有必要怀着敬畏之心,知其精华。

(1)尊重。首先要把每个人应作为自主的行动者对待,承认其自治权。尊重自治权就是尊重有自治力的个人的意见和选择。只要他没对别人造成危害,就不能妨碍他的行动。怎么做到呢?就是要践行知情同意。知情同意的过程包含三个内涵:充分的信息、完全的理解和自由的同意,最终通过书面的协议作为证明。

对于自主能力降低或者不具备的人,比如未成年人或者精神疾病患者等,又该如何体现"尊重"原则?没有了知情的能力,"自愿"就失去了合理的基础,此时的"尊重"应是保护丧失自治力的个人。在实践上,引入了"代理同意"以及"监护人"和"第三方见证人"等概念。

(2)获益。以合乎伦理规范的方式对待受试者,不仅要尊重他们的决定,更要保护他们不受伤害,并努力保证他们的安康。因此,"获益"原则有两个内涵:其一,不伤害;其二,尽可能地使其收益最大化和伤害最小化。

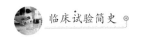

获益原则在实践上需要通过对风险与获益的评估权衡来实现。风险指的是伤害产生的可能性,主要考虑其发生的频率和严重程度。而获益指的是对健康和福利有益的东西,在试验开始前,只能是一种预期的获益。所谓风险获益评估就是对潜在受试者参与试验的各种潜在风险和预期获益的系统评价。但是这种评价往往是无法以定量分析的方式完成的,需要因人因时因事而异。

(3)公正。人体研究的公正问题是,"谁应该从研究中受益,谁应该承受研究的负担? 当一个人理应从研究中受益却没有充分理由而被拒绝,或者当负担不正当地强加在一个人身上时,就发生了不公正"。

正如知情同意践行了"尊重"的原则,对风险获益的评估践行了"获益"的原则,而对"公正"原则的践行就反映在对试验选择对象的公平程序上。根据"公正"原则,人体试验的研究者不能将某些能带来更大的潜在好处的试验只施与某些特定人群,而将某些可能带来更大风险的试验只施与另一些特定人群。这正是塔斯基吉梅毒试验等若干臭名昭著的临床试验发生的根本原因。

我们必须认识,对人体试验的"公正"伦理原则的追求,本质上就是对人人平等的人权的追求,而且这一追求的内涵还将持续发展下去。

临床试验伦理原则的发展,从《纽伦堡法典》到《赫尔辛基宣言》,再到《贝尔蒙报告》,这个过程可以视为从个别到一般的归纳过程。而从《贝尔蒙报告》出现开始,之后临床试验伦理原则的发展就走上了从一般到个别的演绎道路。

写到这里,已是夜深人静。黄卷青灯之下,竟然有些激动起来。一个人，如果能够发自内心地尊重人，不强人所难；并且能够以善待人、尽力助人；最难能可贵的是，还能够做到始终一视同仁、秉持公正，那么，不管这个人学问和财富的多寡，应该都可以算是一个大写的人吧?!

# 二十、药物临床试验质量
# 管理规范(GCP)的诞生

/

作为对塔斯基吉梅毒试验事件的检讨,我们已经知道,美国政府于 1974 年任命了一个专门的国家委员会,其主要任务是明确适用所有人体研究的基本伦理原则,并对如何保护人体试验受试者提出切实可行的建议。该委员会不负众望,最终于 1978 年出台了《贝尔蒙报告》。

同样是在 1974 年,基于塔斯基吉梅毒试验的教训,美国还做出了另一个重大的决定:美国国会通过了《国家研究法案》(*National Research Act*),提出此后所有的人体试验都需要获得一个名为机构审查委员会(Institutional Review Board, IRB)的组织批准。这个组织一定是独立于发起和实施人体研究的单位的实体。这也正是《赫尔辛基宣言》(1975)关于设立机构审查委员会规定的来源。在欧洲,这个委员会更普遍地被称为伦理委员会(Ethics Committee)。

《贝尔蒙报告》提出了临床研究的基本伦理原则,《赫尔辛基宣言》则对伦理原则的方方面面做出了细节的规定,两者是归纳与演绎的逻辑关系。但是如果基于有效保护受试者权益的目的考虑,它们仍然存在两个问题:首先,不管是《贝尔蒙报告》,还是《赫尔辛基宣言》,都没有法律地位。只有当它们被某国的当地法律所援引,才能具有法律地位。其次,即使是《赫尔辛基宣言》,也仅仅是关于伦理问题的原则性规定,实质上并不具有直接的可操作性。比如,对受试者的知情同意应该怎么做?由谁来做?在什么时候做?再比如,伦理委员会的构成应该是怎么样的,组成成员应该具有什么资质?这个委员会应该如何日常运作?如何有效监管临床研究?这些都是亟待解决的可操作性问题。

因此,有必要基于《赫尔辛基宣言》的伦理原则,在各国和地区自身的法律架构内,建立起关于这些可操作问题的明确规制,才能真正让伦理原则得到落实。诚如"反应停"事件对美国的《食品、药品和化妆品法》(FDCA)修订的影响,塔斯吉梅毒试验的惨痛教训也促使美国在临床研究伦理立法方面最早迈开了脚步。

作为上位法,美国的《食品、药品和化妆品法》(属于美国法典第 21 章,即 21U. S. C)里并没有对临床试验伦理原则的操作做出详细的规定。而是由 FDA 在联邦法规(Code of Federal Regulations,CFR)层面,陆续做出相关规定。1978年,FDA 发布关于机构审查委员会的规定——《人体受试者保护,临床调查机构评审委员会标准》(*Protection of Human Subjects，Standards for Institutional Review Boards for Clinical Investigations*),规定了机构审查委员会(也就是伦理委员会)的组织、功能、运行要求,同时还建立了对其不合规行为的行政处理制度。1981 年,FDA 发布了关于知情同意的规定——《保护人类受试者;信息》(*Protection of Human Subjects；Informed Consent*),不但规定了知情同意的总体要

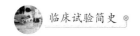

求,还规定了特殊情况以及特殊人群特别是儿童的知情同意操作。以上法规后来分别被归纳到 21CFR50 和 21CFR56 中,并都历经多次修订,不断与时俱进。

2

关于操作实践的问题并不止于伦理性质的领域。我们来看一个另一性质的案例,同样是发生在美国的,一个著名的临床试验研究者造假刑事责任的案例。

20 世纪 70 年代,美国的罗纳德·史密斯(Ronald Smith)医生受 Sterling-Winthrop 制药公司委托开展一项临床试验。在研究进行中,史密斯大肆虚构受试者,伪造试验记录,编造试验结果。试验结束后,Sterling-Winthrop 公司在不知情的情况下将根据这些造假数据得出的研究报告提交至 FDA 进行新药申请。FDA 在审查过程中发现了史密斯医生的造假行为,遂对其提出讼诉。

FDA 的起诉依据是 FDCA 的 355(i)部分。按照 355(i)(1)(C)的规定:药物临床试验申请的生产商或发起人负责建立并保留临床试验记录,并向 FDA 报告记录和研究所使用药品的结果数据。FDA 认为,这一条隐含了作为研究的实际操作方(即临床研究者)具有维护准确研究记录的责任。但是法院审理认为,FDCA 的 355(i)部分仅指出了临床试验申办者及生产者的责任,而未明确临床研究者的责任。因此,不能根据355(i)部分对研究者进行刑事起诉。最终,FDA 的控诉被法院驳回,史密斯医生得以逍遥法外。

这一事件让 FDA 认识到,临床试验中的研究者作为临床试验的主要执行人员,对于保证研究数据的真实性以及受试者安全保护负有重要责任。而史密斯医生这位造假案的主角之所以不能受到惩罚,根本原因就是研究者和申办方的职责界定不清。

1983 年,FDA 发布了 21 CFR312,即关于研究用新药申请的法规《新药品、抗生素和生物制品法规》(*Resproposed New Drug, Antibiotic, and Biologic Drug Product Regulations*),其中首次出现了关于"申办者和研究者责任"("responsibilities of sponsors and investigators")的部分。对申请人和研究人员的主要职责做出了界定。此后,21 CFR312 关于申请人和研究者的职责部分做了多次修订。特别是吸取史密斯医生造假案的教训,FDA 在 21 CFR312 的相关条款里明确规定了临床研究者承担保存并保留精准试验记录的责任。有了这样的职责界定,在关于临床试验造假行为的认定和起诉中,FDA 就有了法律的武器。

事实上,在此后的几次临床试验研究者造假案中,FDA 正是通过援引这些条款,成功地将造假研究者绳之以法。

### 3

美国从 20 世纪 70 年代开始,陆续制定的关于临床试验规范化操作的一系列法规,我们总结起来,不外乎涵盖了两个方面的目的:一是确保临床研究的伦理原则得到遵守,从而保护受试者权益;二是确保研究过程的规范性,以及研究数据的真实性、完整性及规范性,最终确保研究结论的可靠性。

而不管是实现以上哪一个方面的目的,都依赖于包括伦理委员会、申办者和研究者三个相关方职责的践行。具体而言,申办者发起和管理临床试验,确保研究的正常开展以及质量保

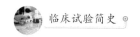

证;研究者设计和执行临床试验,确保研究按照相关法规要求以及方案规定进行,并且把受试者权益放在首位;伦理委员会则负责审查和监管研究,确保受试者权益得到保护。

两个目的、三个相关方的职责,这就是美国的一系列关于药物临床试验操作法规的主体内容。从 20 世纪 80 年代到 90 年代初,英国、法国、日本、加拿大、韩国及澳大利亚等发达国家陆续建立起了自己的临床试验操作管理的相关法规,其核心内容也不外乎这两大目的以及三方主要职责。

1995 年,世界卫生组织(WHO)发布了《世界卫生组织药物临床试验质量管理规范指南》[WHO *Guildlines for Good Clinical Practice*(GCP)*for Trials on Pharmaceutical Products*,WHO-GCP]。这个指南把药物临床试验规范化操作要求的相关内容整合到一起,并且给予了一个名字,叫"药物临床试验质量管理规范"(*Good Clinical Practice*,GCP)。这是目前能够查到的最早明确以 GCP 命名的文件。从这个时候开始,关于临床试验质量管理规范的法规,统称为 GCP。

有必要指出的是,GCP 的实质所在,正是我们提到的两大核心目的以及三个相关方的职责,而至于某国或者某地区是否有一个叫 GCP 的明确法规或者文件,倒不是最重要的事情了。也正因如此,虽然我们在本篇前两章阐述过,美国的 GCP 内容散在分布于 CFR 的不同部分,故而至今没有一个名为 GCP 的法规,但是由于我们所指的 GCP 是强调其实质所在,而不仅是指名称,因此,全世界仍然一致认为,GCP 起源于美国。

# 3

# 第三篇　工　业　革　命

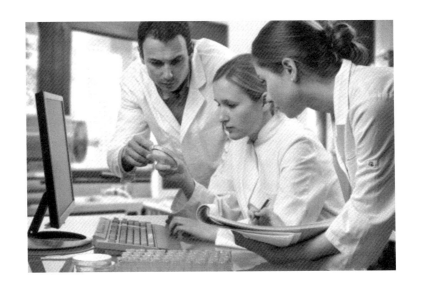

GCP 的产生,提高了临床试验操作规范性要求,促使了临床试验的社会化分工,产生了以 CRO 和 SMO 为标志性的专门从事临床试验的商业组织,以及 CRA 和 CRC 为代表的专门从事临床试验的从业人员,从而诞生了临床试验行业。此即临床试验的第一次工业革命。

　　20 世纪末,世界进入信息时代,临床试验也开始了信息化进程,产生了 EDC、中心试验室、IVRS 等信息化平台手段,并且发展出了丰富的各类产品和服务的供应商。在信息化的基础上,临床试验的传统监查方式也发生了变革,产生了远程中心化监查手段。这是临床试验的第二次工业革命。

　　近年来,人类进入了大数据和人工智能时代,而临床试验也迈入第三次工业革命时代,也就是大数据和人工智能化临床试验的时代。这个时代将彻底改变现有临床试验的组织模式和技术形态,这个时代才刚刚开始。

# 二十一、临床试验工业革命 1.0

药物临床试验质量管理规范(GCP)整合了临床试验的伦理和科学的双重价值观,以保护受试者权益和保证数据完整性、真实性和规范性为宗旨。GCP 的产生是临床试验发展史上跨时代的大事。

在 GCP 产生之前,临床试验是制药企业申办方和临床研究者两方之间的业务。申办方以研究药物获批上市为目的,委托临床研究者招募受试者进行临床试验,然后提交试验数据给监管机构审查。这样一种介于申办方和研究者之间的业务是临时而非专业的,并不存在专门从事临床试验工作的从业人群,更不存在专门提供临床试验相关服务的专业企业。

自 GCP 产生以后,GCP 对临床试验的全过程操作提出了明确而详细的规定。同时,是否依从 GCP 更成了最后新药能否获批上市的关键之一。因而,临床试验的技术越来越复杂,操作越来越繁琐,对申办方和研究者的要求也越来越高。这样就产生了一个新的名叫监查员(monitor)的职业:受申办方的委托,对临床研究者开展试验的情况进行监查。

"monitor"一词在临床试验中的应用最早见于美国 FDA 于 1981 年发布的 *21 CFR Part 312*:《新药、抗生素和生物药

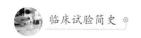

品条例》：申办者的主要职责之一是选择合格的研究者（investigator）和监查员（monitor），以研究药物和监查研究的质量。

监查员这个角色类似于工程项目中甲方派出的监理员，但是由于临床试验的特殊性，又成为临床试验行业的一个特有职业。随着 GCP 的不断发展，对监查员的职责做出了更加详细的描述。概括而言，监查员代表药厂去试验基地查看研究过程是否遵循了 GCP 和研究方案的要求，研究数据是否规范、完整、真实。

监查员是 GCP 赋予的有正式角色定位和职责范围的职业，也是临床试验行业出现的第一个专有职业，迈出了临床试验从业人群职业化的第一步。

## 2

随着第二次世界大战后世界药品注册管理法规的发展和完善，新药开发的成本越来越高，风险也越来越大。一个创新药物的研发往往需要花费十几年时间，超过 10 亿美元的成本，而成功的概率却不到 10%。这其中，临床开发阶段更占了 2/3 的时间和成本。巨大的临床开发成本以及复杂的临床试验操作要求，日益成为企业特别是初创阶段的创新型制药企业沉重的负担。这样就逐渐产生了一个市场需求：把企业的临床试验业务外包给专业的专门从事临床试验操作与管理的组织来做。于是，一种叫合同研究组织（CRO）的新组织形式应运而生。

CRO 的出现实质上是从制药企业内部劳动分工到企业外社会分工的发展。临床试验并非制药企业的核心事务，外部

CRO 的专业化程度更高,生产效率也更高。制药企业将临床试验外包给 CRO,有利于降低企业的管理成本,提高企业的研发效率,也有利于企业将主要精力和资源聚焦于核心事务比如源头创新和市场营销上。

CRO 最初产生于 20 世纪 70 年代末的美国,其发端往往只是一些数据处理及统计分析的咨询服务组织,后来逐渐扩展到能够提供临床试验全流程服务,包括方案设计、项目管理、操作监查和数据管理、统计分析,乃至注册申报等。药厂可以把临床试验相关的部分或者全部工作委托给 CRO。20 世纪 80 年代后期,CRO 在美国、欧洲和日本迅速发展,产生了一批国际 CRO 巨头,比如昆泰(Quintiles)、科文斯(Covance)及精鼎(Parexel)等。世界第一大 CRO 巨头昆泰于 1982 年成立时,仅仅是一个只有 10 个人的团队和一个办公室提供生物统计学和数据管理服务的小组,现在发展成为一个在全球拥有超过 6 万名雇员、年收入超过百亿美元的提供临床试验全领域服务的庞然大物。

尽管职能多样化,CRO 最核心的基本职能是临床试验操作管理与质量控制,最核心的职业是临床监查员(CRA)。CRA 其实就是监查员,如果一定要区别两者的不同之处,可能仅在于其职能从监查扩展到更加广泛的管理和协调。因此,现在提到的更多的是 CRA,而不是监查员。有了 CRO 这个专门为制药企业提供临床试验外包服务的组织形式,临床试验行业迈出了走向产业化的第一步。

*3*

GCP 同时也对研究者的职责做出了详细规定。我们现在

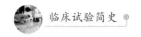

回过头来,看看临床试验的另一端,也就是研究者端的实际情况。

在美国,临床试验多在大的医疗机构开展,同时,美国私人诊所的医生也可以作为临床研究者参加试验。在庞大的医疗机构内,临床医生非常繁忙,可能没有足够的时间来很好地履行 GCP 规定的研究者职责,包括大量繁琐的临床试验操作性事务,从而开始出现研究助理的角色。这些研究助理被医疗机构雇佣,专职或者兼职地从事临床研究者授权的非临床专业相关的临床试验事务性工作,其中的专职从业者叫作临床研究协调员(CRC)。也就是说,在医疗机构的背景下,又产生了一个临床试验行业独特的新职业,叫 CRC。

而一些私人诊所的临床研究者面临的情况又不一样。由于势单力薄,项目也不多,他们一方面没有能力也没有必要持续雇佣专职的研究助理;另一方面,他们还需要有人来帮助他们寻找合适的临床试验项目,完成商务谈判、合同管理乃至进行临床试验专业培训等。有需求方就有满足需求方,一类有别于 CRO 的名为现场管理组织(site management organization, SMO)的新组织形式产生了。SMO 专门为医疗机构和个体研究者提供临床研究协调和助理服务,包括提供作为研究助理的CRC,以及提供商务和管理服务等。

需要指出的是,CRC 和 CRA 的角色有本质不同。CRA由申办方任命,在 GCP 里有明确而独立的职责范围。而 CRA并没有明确而独立的角色定位,其职责范围来自研究者的授权,研究者授权他多少职责,他就有多少职责。

CRA 和 CRC 是临床试验行业所特有的职业,也就注定了他们可能永远都只是社会的小众职业人群,但是与这两个职业相连接的是重磅新药的研发与上市，是亿万大众的健康与福祉。

GCP的广泛实施，导致临床试验行业产生了专业从事临床试验工作的CRA和CRC职业，并且逐渐发展成一个以制药企业和临床研究者为主要需求方，以大量专门提供临床试验操作与管理服务的CRO和SMO为主要供给方的产业。这就是临床试验工业革命1.0。

产业化的临床试验提高了新药研发的效率，降低了成本，但是也和临床试验的伦理与科学的本质要求产生了一定的矛盾。比如在加快临床试验进度特别是促进受试者招募等方面，CRO在表现出了更高的效率和更强的能力的同时，也带来了伦理问题。另外，也正是因为CRO把更多的精力放在了对进度的促进上，可能导致很多在临床开发环节产生的对申办方来说弥足珍贵的药物研发信息丢失。这也是部分申办方不愿意把重要的创新药物临床开发项目外包给CRO的一个重要原因。

# 二十二、GCP 的国际化及 ICH-GCP

正如前文所提到,虽然 GCP 这个名词的产生是后来的事情,但是 GCP 的理念无疑是发端于美国的,并且迅速扩散到了欧美各国以及日本等发达国家,大家纷纷建立起了自己国家的 GCP。

尽管各个国家的 GCP 在基本原则上别无二致,但是在具体操作规范上却存在较大的差异。这就意味着在某国开展的临床试验,其过程以及结果数据可能是符合该国的 GCP 的,但是同时却可能并不被另一个国家的 GCP 所接受。这就产生了一个问题,为了符合其他国家的 GCP 要求,从而达到药品在当地上市的目的,同一个临床试验需要在不同国家反复进行,这显然是不合理的。因此,统一 GCP 的操作规定、实现 GCP 的国际标准化被提上了各国药监部门和制药工业的议程。

1989 年,北欧药品管理组织发布了《北欧 GCP 指导原则》。这个指导原则适用范围仅限于北欧国家,并且实际执行时间很短,但是却是第一个区域性的国际 GCP。1991 年,欧共体,也就是后来的欧盟,发布了《欧共体国家药物临床试验规范》,并于 1992 年 1 月生效。该规范由欧共体的成员国一起制定,共同实施。至 1997 年,大多数欧洲国家已经在按照该规范进行临床试验。

1995 年,WHO 颁布了 WHO-GCP。WHO-GCP 覆盖的不只是企业发起的以注册为目的的工业化临床试验,还包括研究者发起的学术性临床试验。WHO 首次真正提出了 GCP 的概念,并且发布了明确的以 GCP 命名的临床试验操作规范,WHO 也希望该指南能够成为其所有成员国都能够遵守的共同标准。但是 WHO-GCP 仍然还只是一场大戏的前奏。这场 GCP 国际化进程中的大戏要等到 ICH 的出现才开始正式上演。

2

临床试验是新药开发全过程中的一个环节,GCP 也仅仅是新药开发与注册全过程的法律、法规及技术要求中的一个部分。所以,应该认识到,GCP 的国际化进程是世界各国药品注册管理制度国际化大背景下的一个缩影。

我们已经知道,在"'反应停'事件"以后,以美国 1962 年的《科夫沃-哈里斯修正案》为序幕,世界各国陆续开始了药品注册管理的法制化进程。虽然各国制定的注册管理法规都是围绕药品质量、安全性和有效性这三大核心要素进行,但具体的操作规定各国差别较大,以至于一个药品要想在国际市场销售,需要进行长时间和高成本的重复试验和重复申报,最终导致的结果是增加了国家和企业的负担,影响患者尽快得到新药的需求。因此,药品注册法规与研发技术要求的国际标准化就成为国际共同关注的议题。

欧洲是一个由众多发达国家、相近种族人群组成的大洲,他们尤其迫切需要解决各国之间的药品注册法规和研发技术

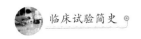

规范的协调兼容问题,达到药品能够在欧洲各国同步上市的目的。因此,20 世纪 80 年代,欧共体成员国率先在欧洲开展了药品注册技术要求的协调统一工作。前面提到的《欧共体国家药物临床试验规范》也正是在这个背景下出台的。

然后,作为世界制药工业与药品市场最发达的三个经济体,欧共体与美国、日本三方开展了对话,研讨三方协调的可能性。最终,由这三方的政府药品注册管理部门和制药行业协会,包括欧洲药品评价局(EMEA)、欧洲药业协会(EPPIA)、日本卫生部(MHW)、日本制药厂协会(JPMA)、美国食品药品监督管理局(FDA)和美国药业研究和药厂协会(PHRMA),在1990 年正式发起了"人用药品注册技术要求国际协调会议"(International Conference on Harmonization of Technical Requirements for Registration of Pharmaceuticals for Human Use,ICH)。

1991 年,ICH 第一届会议在比利时的布鲁塞尔召开,此后每两年召开一届。ICH 的核心议题是进行药物研发和注册技术规范的国际协调,以统一标准,避免不必要的重复研发和验证试验,降低药物研发成本,提高注册审批效率,最终目的是达到 ICH 的口号:"把优秀的药品尽快地送到患者手中。"

必须指出的是,ICH 成立之初,就明确提出"一切从患者利益出发"是 ICH 讨论和协商的基础,并把更快地为患者提供安全有效的药物作为决定技术文件的准则。因此,ICH 对各方注册技术的协调不是简单的、低层次的调和,而是统一在以安全、有效、质量可控的基础之上的、代表当时最高制药工业水平的高标准协调。基于以上目的,ICH 系列技术指导文件包括以下四个方面的内容。

（1）质量（quality，包括稳定性、验证、杂质、规格等），文件以"Q"表示；

（2）安全性（safety，包括药理、毒理、药代动力学等试验），文件以"S"表示；

（3）有效性（efficacy，包括临床试验中的设计、研究报告、GCP 等），文件以"E"表示；

（4）综合学科（multidisciplinary，包括术语、管理通信等），文件以"M"表示。

ICH 系列指导文件发端于欧、美、日三大发达经济体之间的药品注册技术协调，也代表了世界制药工业的最高水准。随着越来越多的国家成为 ICH 成员国，以及越来越多的非 ICH 成员也派观察员参加 ICH 活动，ICH 协调制定的系列注册技术指导文件不断被推广到 ICH 成员以外的国家，并日益成国际药品注册技术的标杆。

## *3*

ICH 发起以来，已经制定了很多注册技术规范性文件，其中 1996 年 5 月颁布的 ICH-GCP（E6）得到了世界各国的广泛认可，代表了国际公认的临床试验操作规范标准。1997 年，ICH-GCP 被美国联邦注册法规所援引，FDA 希望所有在美国之外进行的用于支持药品上市许可申请（new drug application，NDA）的临床试验均按照 ICH-GCP 的原则进行。1997 年 4 月，日本修改了其《制药事务法》（PAL），开始实施 ICH-GCP。同样是在 1997 年，EMEA 要求，自 1997 年 1 月 1 日起，所有在欧洲范围内的以药品注册为目的进行的临床试验，都必须按照 ICH-GCP 指导原则进行。这也就意味着，

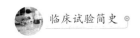

ICH-GCP 原则已替代了欧洲原有的《欧共体国家药物临床试验规范》。

2016 年,ICH 发布了最新版的 ICH-GCP[E6(R2)],加入了关于基于风险的质量管理理念以及因应电子化数据管理的规范化操作要求的规定,反映了世界的药品注册法规新理念与技术革新的新趋势。

ICH-GCP 之所以能够迅速得到全世界的认可,一方面因为其代表了 GCP 发展的当前最高水平;另一方面,ICH-GCP 不是孤立的一个法规文件,而是根植于 ICH 关于整个药品注册技术规范体系发展的产物。因此,其高度、深度以及前瞻性是其他 GCP 无法达到的。

总之,ICH-GCP 已逐渐成为国际公认的临床试验操作规范标准,是国际多中心临床试验必须遵循的 GCP 准则。所以,ICH-GCP 奠定了临床试验走向全球化的基石。

# 二十三、ICH-GCP 的核心原则

作为确保临床试验科学性和伦理性两大核心理念得以落实的操作规范,GCP 的目的简单来说就是确保受试者的保护和试验结果的可靠。ICH-GCP 的 E6(R1)有一个鲜明的特点,就是开宗明义地列出了 13 条核心原则。2016 年底发布的 E6(R2)完全保留了 E6(R1)的这 13 条原则,仅对其中两条原则的内容做了适应新形势的增补。这 13 条原则提纲挈领、高度凝炼,是临床试验科学性和伦理性原则与浩瀚的 ICH-GCP 具体条例之间的衔接过渡,是 ICH-GCP 的精华所在。

第 1 条: Clinical trials should be conducted in accordance with the ethical principles that have their origin in the Declaration of Helsinki, and that are consistent with GCP and the applicable regulatory requirement(s). (临床试验的实施应符合源自《赫尔辛基宣言》的伦理原则,与 GCP 和适用管理要求一致。)

本条原则谈的是药物临床试验实施的法规依据,包括《赫尔辛基宣言》、GCP 以及适用管理要求。《赫尔辛基宣言》的伦理原则是临床试验的最高伦理准则,而 ICH-GCP 依据《赫尔辛基宣言》的伦理原则为准则,并对其做了进一步的可操作规定。另一方面,临床试验的实施不仅涉及伦理性,还涉及科学性,这是《赫尔辛基宣言》解决不了的范围,需要 GCP 的规范。

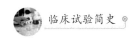

另外,适用的当地管理要求也很重要,需要遵循。

第 2 条:Before a trial is initiated,foreseeable risks and inconveniences should be weighed against the anticipated benefit for the individual trial subject and society. A trial should be initiated and continued only if the anticipated benefits justify the risks.(在开始一个试验之前,应当权衡个体试验对象和社会的可预见风险、不方便和预期的受益。只有当预期的受益大于风险时,才可开始和继续一个临床试验。)

本条原则提出了评估一项临床试验能否开展的基本要求,即受益大于风险。需要注意以下三点:第一,评估的内容是可预见风险和可预期收益。如果是无法预见的风险或者无法预期的受益,就无法评估其受益与风险的平衡,也就没有发起该临床试验的可能性。第二,评估的对象包括个体和社会。也就是说,预期受益要大于可预见风险,这个不等式既要对受试者成立,也要对社会成立,不能因为社会的可能获益而不顾受试者的可能风险。第三,评估的时间是贯穿临床试验始终的。既要在一个临床试验项目开始前进行评估,也要在整个研究过程中持续评估,这就是所谓"开始和继续这项临床试验"的含义。

第 3 条:The rights,safety,and well-being of the trial subjects are the most important considerations and should prevail over interests of science and society.(试验对象的权利、安全和健康是最重要的考虑,应当高过科学和社会的利益。)

本条原则提出了关于临床试验实践的基本准则,即伦理性大于科学性,这也是贯穿临床试验始终的核心原则。本条原则指明了受试者保护的三个内容,即受试者的权利、安全和健康。

第 4 条：The available nonclinical and clinical information on an investigational product should be adequate to support the proposed clinical trial.（关于试验用药品可得到的非临床和临床资料应足以支持所提议的临床试验。）

本条原则谈的是发起一个临床研究项目的科学基础。基于这一条原则，ICH-GCP 要求申办方在研究开始前要给研究者提供试验药品已有的临床前和临床研究资料，也就是研究者手册。

第 5 条：Clinical trials should be scientifically sound，and described in a clear，detailed protocol.（临床试验应当有坚实的科学基础，有明确、详细描述的试验方案。）

本条原则谈的是临床试验方案。试验方案首先必须是科学的，符合科学原则。另外，试验方案是研究团队成员包括研究者、申办方、监查员等开展研究的依据，因此还必须有明确、详细的描述，这是研究可操作性及质量可控制性的保证。

第 6 条：A trial should be conducted in compliance with the protocol that has received prior institutional review board（IRB）/independent ethics committee（IEC）approval/favorable opinion.［临床试验的实施应当遵循事先已经得到研究机构审查委员会(IRB)/独立的伦理委员会(IEC)批准/赞成的试验方案。］

本条原则谈的是伦理委员会。需要注意三点：第一，关于机构审查委员会和伦理委员会的区别。两者内涵基本一致，机构审查委员会多见于美国和加拿大的提法，伦理委员会则多见于欧盟国家的提法。第二，强调了一个临床试验方案必须经过IEC 的批准/赞成后才能实施。在实际操作中，这一条蕴含了

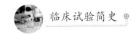

研究方案的修改也同样需要经过 IEC 的批准/赞成。第三,伦理委员会的定语是"独立的",也就是说伦理委员会应该是独立于申办方和研究者等研究利益相关方的。我国的伦理委员会多设置在临床研究机构内部,从属于研究机构的行政管理,因此强调其独立性尤其必要。

第 7 条:The medical care given to, and medical decisions made on behalf of, subjects should always be the responsibility of a qualified physician or, when appropriate, of a qualified dentist.(一名合格的医生或牙医的职责永远是给予对象医疗保健,代表对象做出医学决定。)

本条原则谈的是研究者的基本职责,即给予对象医疗保健,代表对象作出医学决定。进一步理解这一条原则应该认识到,能够给予对象医疗保健并代表对象作出医学决定的一定只能是一名合格的医生,而不能是其他任何人,比如研究护士、药师及监查员等。

第 8 条:Each individual involved in conducting a trial should be qualified by education, training, and experience to perform his or her respective task(s).(参与实施临床试验的每一个人应当在受教育、培训和经验方面都有资格完成他或她的预期任务。)

本条原则谈的是研究成员的资质问题。第一,关于研究成员的范畴。ICH-GCP 定义的研究成员(study staff)指的是参与实施临床试验的每一个人,而不仅是研究者。研究护士、药师及监查员等在研究中扮演了某一角色的人都是研究成员。第二,资质评价的基本内容包括三条,即教育、培训和经验,后两者都是指与临床试验相关的培训和经验。

第 9 条：Freely given informed consent should be obtained from every subject prior to clinical trial participation.（在参加临床试验前，应当取得每一个受试者自愿出具的知情同意书。）

本条原则谈的是知情同意问题。需要注意三点：第一，要界定"在参加临床试验前"的范畴。所谓"参加临床试验前"是指受试者接受任何与临床研究有关的操作以前，也就是参加筛选以前。第二，知情同意一定是患者自愿给出的，没有知情同意能力的人除外。第三，最终需要得到的是一份书面知情同意书。

第 10 条：All clinical trial information should be recorded, handled, and stored in a way that allows its accurate reporting, interpretation, and verification. The principle applies to all records referenced in the guideline, irrespective of the type of media used.（所有临床试验资料都应妥善记录、处理和储存，并确保资料的准确报告、解释和核对。这个原则适用于本指南中的所有记录，不论使用何种类型的媒介。）

本条原则谈的是试验资料的记录与保存问题。为了确保这些资料能够准确报告、解释和核对，就需要对其记录、处理和储存的形式做出严格的规定，对其过程进行严格的监控。这是确保临床研究科学性的要求，不然其数据的真实可靠性就无从谈起。本条原则里还提到这是 ICH-GCP 的 E6（R2）版因应临床试验信息化特别是电子数据采集系统（EDC）等电子化手段应用的大趋势而新增加的内容。

第 11 条：The confidentiality of records that could identify subjects should be protected，respecting the privacy

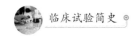

and confidentiality rules in accordance with the applicable regulatory requirement(s). (可能鉴别对象身份记录的保密性应当得到保护,依照适用的管理要求尊重隐私和保密规定。)

这一条原则谈的是受试者的隐私与保密性问题。凡是能够鉴别受试者身份的记录的保密性都应该得到保护。比如在临床试验操作中,病历报告表上只能出现受试者编号而不能出现其姓名。

第 12 条:Investigational products should be manufactured, handled, and stored in accordance with applicable good manufacturing practice (GMP). They should be used in accordance with the approved protocol.[试验用药品应当按照适用的药品生产质量管理规范(GMP)生产、处理和储存。试验用药品应按照已批准的方案使用。]

这条原则谈的是试验用药品管理问题。需注意三点:第一,试验用药品的范畴。按照 ICH-GCP 关于试验用药品的定义,试验用药品包括研究药物、对照药品以及安慰剂。第二,本条原则规定试验用药品的生产、处理和储存要符合 GMP,但是没有说一定要在通过 GMP 认证的车间生产。第三,本条原则规定试验用药品要按照已批准方案来使用。所以研究方案里一定要对研究用药使用方案做详细且可操作的规定。

第 13 条:Systems with procedures that assure the quality of every aspect of the trial should be implemented. Aspects of the trial that essential to ensure human subjects protection and reliability of trial results should be the focus of such systems. (应确保试验每一个方面质量的规程体系都被实施。试验的各个方面对于确保人体受试者的保护和试验结果的可靠性至关重

要,应该成为这类制度的重点。)

这一条原则谈的是质量管理体系问题。一般认为这是申办方的责任,所以在 ICH-GCP 的申办方部分有详细阐述。这条原则里还提到"系统关注的重点应在确保受试者的保护和试验结果的可靠性这些必不可少方面"。这也是 ICH-GCP 的 E6(R2)版新增加的内容。此规定把质量管理体系建设的根本目的回归到 GCP 的宗旨上来。为了达到这个目的,E6(R2)提出了风险管理的概念和框架。

ICH-GCP 的 13 条原则中,有 10 条涉及伦理性,也就是受试者保护相关的内容,均在《赫尔辛基宣言》里有出处。另有 3 条主要体现的是科学性要求,即确保试验过程规范与结果的真实可靠。与 ICH-GCP 的 E6(R1)版相比,E6(R2)版的 13 条基本原则保持了条款的完全一致,内容的基本相同,仅仅在两处条款分别做了补充。一条涉及临床试验资料的电子化,反映了近年来信息化技术在临床试验中得以应用的大趋势;另一条涉及临床试验质量管理体系建设,为 ICH-GCP 的质量管理部分内容埋下了伏笔。这两点增补的内容在 E6(R2)后面相应章节里都有详细的阐述,反映了未来临床试验行业发展的大趋势,也是 ICH-GCP 的 E6(R2)修订版的主要目的和核心意义所在。

# 二十四、临床试验的全球化

/

早期的以药品注册上市为目的的工业化临床试验，多是由欧美发达经济体的制药企业发起，并在该区域内招募受试者来完成试验的；产品注册获批以后，也在该区域内组织生产；产品上市以后，也为该区域内的患者所获得。这就在实质上形成了一个发达经济体内部的药品研发、生产、流通及使用的闭环。

这个闭环，在20世纪80年代以后，被经济全球化打破了。经济全球化，就是在全球范围内完成资源配置、实现市场营销。从根本上来讲，经济全球化是生产力发展的必然结果。跨国公司的全球化经营是经济全球化的推动力量，而现代信息技术的发展为全球化提供了技术基础。在全球化浪潮中，发达国家的制药企业为了降低新药研发和生产的成本，也开始在全球范围内配置资源，因地制宜地建立研发和生产基地。相应地，产品上市后同样也需要在全球范围内开拓市场，实现营销。

药品要在全世界销售，首先要面临一个科学问题：药品的安全性和有效性能否适用于全世界患者？事实上，这也确实是一个问题。不同种族、不同地域的人，在基因型分布上是有区别的；而不同基因型的人可能会对同一种药物产生不同的有效性和安全性反应，这已经被科学研究所证实。因此，可以想象，在新药临床试验阶段，如果能够纳入全世界多个国家、多个种族的受试者人群，试验结果应该更有代表性，更能为药品在当地上市所接受。这就为在全球多个地区同步进行临床试验提供了科学意义上的客观必要性。

另一方面，由于监管的合规化要求越来越复杂，以及各种物质和人力的成本越来越高，在发达经济体内部实现临床试验的受试者招募越来越难，成本越来越高。有研究发现：大约80％进度延迟的临床试验都是受限于无法招募到足够的患者。而广大的发展中国家经济发展水平不高，试验成本低，药品研发监管体制也远远谈不上完善。因此，发达国家制药企业为了加快新药临床开发进度，降低成本，开始积极投入广大发展中国家去寻找受试者来源。

我们已经知道，在临床试验工业革命 1.0 时代，形成了一套以 CRO 和 SMO 为核心企业集群的商业模式，以及以 ICH-GCP 为指导的标准操作程序，这一套商业模式和标准化操作程序在发达国家经济体内得到了淬炼和成熟后，就跟随着临床试验全球化的步伐，被复制到了全世界。于是，临床试验全球化轰轰烈烈地开始了。

*2*

临床试验全球化的主要表现是在全球范围内招募受试者。

招募的目的之一是为新药一期临床试验招募健康志愿者。发展中国家人口众多，招募成本低，因此成为发达国家的创新药物招募一期临床试验受试者的重要来源。另一个重要的目的是为国际多中心临床试验项目招募患者受试者。在新药的二期以及三期临床试验阶段，发起国际多中心临床试验，纳入

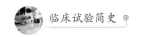

多个国家的受试者,一方面可以使试验结果具有更好的代表性;另一方面,能够同时满足不同国家的药品注册上市的当地要求,最终实现新药在多个国家同步申报、同步上市。

临床试验全球化的主要方向是指向所谓的新兴市场地区,包括东欧、拉丁美洲,亚洲的印度、中国及东南亚等。印度曾是欧美跨国制药公司发起临床试验的首选地。印度人口众多,本身就是巨大的药品销售市场,而且经济发展水平不高,试验成本低。从 2005 年开始,印度全面放开境外的新药临床试验进入,跨国公司甚至可以在印度建立自己的研究医院,建立伦理委员会,直接招募受试者。

因为被时代的潮流挟裹,临床试验全球化的进程和影响是非凡的。相关统计显示,在 20 世纪 70 年代末,美国 FDA 审查的新药临床试验中,境外研究者只有 41 位;到了 1999 年,这个数据变成了 4 400 位。2008 年,有 20 万境外受试者、6 500 家境外医疗机构参加了美国的制药企业发起的新药临床试验,占当年 FDA 审查的新药临床试验数据的 80%。这样的趋势,不仅见于美国,也同样见于欧洲和日本。

临床试验全球化把工业化临床试验的模式复制到了世界各国,并且造就了一批全球性 CRO 巨头,比如昆泰、科文斯、PPD 及 ICON 等。它们以服务国际跨国药厂为主,以全球一致的质量标准要求,提供国际多中心临床试验项目的技术与服务,把业务扩展到全世界。同时,世界各国也出现了大量的本土 CRO 和 SMO 企业,以及规模不等的临床试验从业人群。全世界范围内产生了医药研发行业的一个子行业:临床试验行业。

## 3

临床试验的全球化给当地国家带来的好处是明显的，包括发达国家的先进医学知识和医疗技术的传播，以及患者可能从参与临床试验中获得高质量的医疗保健以及治疗获益。当然还包括为发展中国家培养了大量从事临床研究的专业研究者和专业人才。

与此同时，临床试验全球化也引发了新的伦理和科学的问题。

发展中国家的医疗水平低，民众的生活水平和文化程度低，监管机构的监管也还很不完善。因此，相比发达国家，当地患者更容易被以不正常的方式诱导而参与临床研究。在一些落后地区，民众把"免费接受治疗"、还能从中获得一点"报酬"当成"天上掉下的馅饼"。另一方面，对于发展中国家的部分研究者而言，国际多中心临床试验的劳动报酬甚至远远超过他们可怜的工资收入。

这些因素就导致发起研究的跨国药厂和当地研究者可能做出侵害受试者权益的事情来。最常见的是在当事人及其监护人知情不充分甚至完全不知情的情况下，通过诱导、隐瞒甚至欺骗的方式将其纳入试验中。更有在试验过程中对受试者健康权的严重侵害。这些都严重违反了《赫尔辛基宣言》以及《贝尔蒙报告》三原则。

事实上，由于监管不力，印度付出了沉重的代价。从 2005 年到 2012 年，约 2 644 名印度人死于新药临床试验，其中 80 人的死亡被证实与临床试验有直接关系，另有 500 人发生了严重的不良反应。在极大的民愤之下，印度政府被迫对临床试验

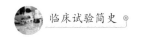

加强管控。这一类血淋淋的案例和教训甚多,遍布亚非拉各国。

另一个很大的伦理问题是,发达国家的代表性疾病和发展中国家并不一致,他们更关注心血管、肿瘤、精神疾病等,而广大发展中国家还在饱受疟疾、结核、肝炎等严重传染病的影响。这就导致经常出现一种结果,发达国家为了解决自身关注的疾病而发起的国际多中心临床试验,纳入大量的发展中国家的受试者;但是在产品上市后,获益的主要对象可能却并不是发展中国家的人民。即使他们也是获益的对象,但由于这些药物的价格高昂,也很难进入发展中国家的医疗保障体系,从而不能被当地人可及、可支付。

这是一种不公平,是经济全球化带来的发展中国家人民的贡献与回报的不公平现象在新药研发领域的体现。

除了伦理问题之外,临床试验全球化也面临着科学问题。

前面提到,因为基因多样性,所以需要纳入不同地域的受试者,以增加试验结果的代表性和可信度。但是我们反过来看这个问题,因为纳入了不同基因型的受试者,他们对药品的安全性和有效性的反应可能存在差异,如果这种差异足够大,却又不能得到很好的基于设计的研究,则很可能被淹没在最后的总研究结论里。事实上,在临床研究设计以及结果报告中,过去对这种基于遗传多样性的亚组分析是很不够的,近年来才开始越来越得到重视,甚至革新了临床试验的方法学。

全球化是一把双刃剑,临床试验的全球化亦是如此。

# 二十五、*CIOMS* 登场

/

多年前在广州谋生的时候，我看过一部电影，叫《不朽的园丁》。故事始于一位充满正义感的女律师在非洲遇害，她的丈夫，一名英国驻肯尼亚大使馆的外交官，同时也是一位清心寡欲的园丁，经过艰难危险的取证，穿透层层迷雾，终于查清了事情的真相。原来女律师之死和她调查一家具有深厚政治背景的英国某跨国药厂有关。这家药厂在非洲某国进行的艾滋病新药临床试验项目导致了当地数以百计的艾滋病患者死亡。

正如前文所谈到的，随着工业化临床试验的持续扩张并走向全球化，产生了侵害发展中国家受试者权益的伦理问题。电影揭示的正是这样的阴暗一面。人类的可贵之处在于，总是有正义的力量敢于不顾生命危险去揭示这些阳光下的罪恶，让他们曝光于世人面前。

国际医学科学组织理事会（Council for International Organization of Medical Sciences，CIOMS）是一家与世界卫生组织有正式关系的非正式组织。随着临床试验的工业化和全球化，如何保护临床试验受试者的权益，尤其是保护发展中国家受试者的权益，成为 CIOMS 关注的核心问题。

《赫尔辛基宣言》（1975）其实已经对临床试验的伦理原则

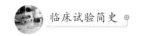

做出了比较完整的论述,但是这些论述都是基于临床试验在一个国家内部或者发达经济体区域内部开展。当临床试验走向全球化以后,由于发展中国家和发达国家在经济和社会发展上的巨大差异,《赫尔辛基宣言》的普适性伦理原则在发展中国家具体应用中就产生了新的理论问题和实践问题。

为了强化临床研究的受试者权益保护,特别是发展中国家的受试者保护,CIOMS 及 WHO 于 1982 年合作制定并发布了《涉及人的生物医学研究国际伦理准则建议》(*International Guildlines for Biomedical Research Involving Human Subjects*)。由于国际医学科学组织理事会的英文简称是 CIOMS,这一版准则也被人们习惯地称为 *CIOMS*(1982)。*CIOMS*(1982)开宗明义地指出:"指导生物医学研究的基本伦理原则和本准则建立的基础被包含在 1975 年的《赫尔辛基宣言》中。"也就是说,*CIOMS*(1982)的内容并没有脱离《赫尔辛基宣言》(1975)的范围,没有提出更多的创新和发展,更没有与之相冲突的内容。

如果仅仅是《赫尔辛基宣言》(1975)的翻版,*CIOMS*(1982)的意义在于哪里呢? 在于 *CIOMS*(1982)想要做的实质上就是对《赫尔辛基宣言》(1975)在发展中国家应用的具体情境做出了解释以及实施细则做出了规定。突出表现在:*CIOMS*(1982)历史性地把发展中国家受试者纳入自主性不健全以及自主性受到削弱的需要受到特殊关注的人群范畴。这就为整个 CIOMS 在一开始就染上了浓重的保护发展中国家利益的底色,也为 CIOMS 未来的发展演变奠定了基础。

另一方面,*CIOMS*(1982)的贡献还在于对《赫尔辛基宣言》(1975)的条款进行了细节的补充,使《赫尔辛基宣言》

（1975）的伦理原则更加具体化和可操作化，这也是 *CIOMS* 发展至今，与《赫尔辛基宣言》相比较的另一大区别价值所在。

*2*

*CIOMS*（1982）首先提出要把《赫尔辛基宣言》应用于发展中国家，并且把发展中国家受试者列入了需要特殊关注的人群范畴，这只能算是迈出了第一步，并没有在理论上深入地探索发展中国家受试者保护的具体问题。这个历史任务留给了1993 年修订发布的 *CIOMS*（1993）。

我们已经知道，《贝尔蒙报告》基于《赫尔辛基宣言》（1975），提炼出了尊重、获益和公平的伦理三原则，其中，公平原则是《贝尔蒙报告》首次提出的。《贝尔蒙报告》的公平原则主要是指受试者选择的公平，即受试者参加研究的风险负担和获益分配的公平。*CIOMS*（1993）一开篇就引入了《贝尔蒙报告》的伦理三原则，特别是公正原则的引入，将受试者选择的风险公平负担和获益公平分配原则明确地覆盖到了发展中国家受试者人群，为发展中国家受试者保护提供了伦理依据。

当把公平原则应用于发展中国家的情境之下，*CIOMS*（1993）发现，公平原则的内涵并不仅仅在于受试者选择的公平，需要进一步拓展。

首先，*CIOMS*（1993）意识到，除了受试者选择存在公平问题以外，如果为试验做出了贡献的受试者在试验结束后，反而不能从中获益，这显然也是不公平的，而这恰好又是发展中国家受试者非常容易面临的一种不公平。因此，研究结束后的受试者继续获益问题也应该属于公平原则的范畴。

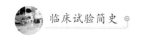
　　基于这样的认知,CIOMS(1993)首次提出了研究结束后受试者继续获益的伦理原则:"应告诉受试者在他们参加的研究结束后及产品得到普遍供应许可期间能否继续得到该产品,他们是免费得到该产品还是需要付费。"这是对《贝尔蒙报告》的公平原则内涵的第一次拓展。

　　CIOMS(1993)的成就还远不仅如此。它进一步发现,当临床试验全球化以后,一方面,发展中国家为新药临床开发做出了巨大的贡献;另一方面,当这些新药上市以后,由于价格高昂或者进口壁垒,却往往不能为发展中国家社群所获得。这难道不是又一种不公平? 这是一种更大的不公平!

　　因此,CIOMS(1993)开始关注"欠发达国家"社群在临床试验中的公平问题,要求"在资源贫乏地区的人群或社区参加研究的条件是该研究是为了针对该人群或社区的健康需求和优先需求的"。并且进一步提出:"资助机构必须确保在试验成功完成时,研究所在地的不发达社会的居民能够获得任何开发出来的产品;此一般必要条件的例外情况需要有足够的理由来证明其正确性,且需在研究开始前得到所有相关方面的一致同意。"

　　将《贝尔蒙报告》提出的公平原则的内涵从受试者公平拓展到了受试者所在社群的公平,这是CIOMS(1993)映照后人的最伟大而智慧的光芒。

　　可见,从CIOMS(1993)开始,CIOMS的发展已经超越了《赫尔辛基宣言》的内容范畴,基于《贝尔蒙报告》的伦理三原则,继承和发展了《赫尔辛基宣言》的伦理原则。特别是关于公平原则的引入和对其内涵的发展,奠定了对发展中国家受试者以及其所在社区伦理保护的理论基础。

## 3

CIOMS 的每一次修订，都是里程碑的进步。2002 年修订发布的 CIOMS（2002）也是如此。

CIOMS（2002）首先继承了 CIOMS（1993）的伦理三原则，特别是公平原则，并且更加强调对发展中国家受试者所在社群获益的关注。但是，CIOMS（2002）的革命性意义并不在于此。

临床试验伦理原则的发展，受第二次世界大战法西斯反人类人体试验的影响，从《纽伦堡公约》起，就一直侧重于对临床试验潜在风险的关注。因此，强调尊重患者的自决权，保护其不参加试验的自由。但是，随着医学科学和新药研制的飞速发展，人们越来越关注并且重视临床试验可能获益的这一面，进而要求保障自己参加研究的权利不被剥夺。

CIOMS（1993）敏锐地抓住了这个历史性的社会心理转变。在关于受试者选择的公平原则问题上，从过去的侧重于强调风险的公平承担发展到同时强调获益的公平分配，明确提出："关于受试者和社区的选择，要使研究的负担和利益能够公平分配。如果要将某些能够从研究中获益的群体或者社区排除在外，必须有合理性论证。"这一关注视角的转变在允许孕妇参加人体试验的立场中表达得非常明显。CIOMS（1993）对此的立场是："除非满足特定条件，在任何情况下孕妇都不应该成为研究受试者。"而 CIOMS（2002）的立场转变为："孕妇应该被认为是符合参与生物医学研究条件的。"

从强调保护患者不参加试验的自由，发展到强调保障患者参加试验的权利，这一观念的转变在临床试验发展史上有非同小可的影响。从此以后，受试者在临床试验中的角色从一个被

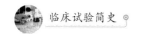

动的参与者日益转变为主动的参与者和建议者,甚至是设计者,最终揭开了以患者为中心的临床试验新时代的序幕。

最后,我们再来总结下 CIOMS 登场后的三大里程碑进展。

CIOMS(1982),将《赫尔辛基宣言》应用于发展中国家的具体环境,把发展中国家受试者列入需要特殊关注的受试者人群范畴。

CIOMS(1993),引入公平原则,并且把公平原则的范畴从受试者选择发展到研究结束后继续获益,从受试者公平扩大到受试者所在社群的公平。

CIOMS(2002),把受试者选择公平的关注侧重点从对负担的公平承担转移到对获益的公平分配。

# 二十六、坚持还是妥协：
# 《赫尔辛基宣言》走进 21 世纪

/

　　20 世纪 90 年代初，美国国立卫生研究院（National Institutes of Health，NIH）在美国本土和欧洲开展了一系列的临床研究，目的是证实一种降低艾滋病母婴传播率的治疗方案的有效性。方案的内容是在妊娠的最后 3 个月给孕妇服用药物齐多夫定（AZT），在分娩后，继续用该药治疗新生儿。研究结果表明，这种治疗方案疗效显著，但是花费昂贵，每位孕妇需要 800 美元。

　　撒哈拉以南非洲地区的艾滋病围生期传播率世界第一，拥有这种治疗方案的最大适用人群，但是这个地区的孕妇却因为承担不起高昂费用以及距离医疗设施太远等原因而无法接受这种方案。从当地实际情况出发，亟需为这一地区开发出廉价而可行的替代方案。

　　在联合国艾滋病规划署、世界卫生组织、美国疾病控制中心（CDC）的支持下，NIH 在南部非洲进行了一系列使用短程治疗方案的对照临床试验。这些试验都在对照组中使用了安慰剂。结果显示即便是最短的疗程，药物组降低艾滋病围生期传播的效果也显著优于安慰剂组。这个结果是令人鼓舞的，相

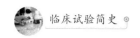

关研究论文也发表在了权威学术期刊上。

然而,这项研究成果很快受到了学术界的广泛批评。批评者的主要观点是,既然已经存在一种有效的治疗方案(即复杂而昂贵的药物治疗方案),在对照组中就不应该使用安慰剂。剥夺对照组参与者接受这种有效疗法的权利,在伦理上是不可接受的,这违反了开展临床研究的主要伦理指南——《赫尔辛基宣言》1996 年版的相关声明:"在任何医学研究中,应确保每个患者,包括对照组的患者,能够利用已被证实的最佳诊断和治疗方法。"批评者进一步认为,这类研究如果发生在欧美,一定会以最佳已有治疗为对照,而不会选择安慰剂。所以这是一种明显的地域歧视的不公平,是对发展中国家人民的剥削。

南部非洲的试验以及由此引起的关于临床试验对照组治疗标准的争议,拉开了《赫尔辛基宣言》走进 21 世纪的序幕。

## 2

其实早在 1975 年,《赫尔辛基宣言》就已经做出了类似的规定:"在任何医学研究中,每位患者,包括对照组的患者,都应该获得证明最佳的诊断和治疗手段。"有意思的是,这一规定在当时并没有引起重视。随着临床试验全球化,特别是大量的随机对照临床试验在发展中国家开展,安慰剂问题才逐渐浮出水面,日益成为临床研究伦理课题关注的焦点。

《赫尔辛基宣言》2000 年版坚持了伦理至上的原则,对南部非洲试验引起的安慰剂使用原则争议做出了条件反射式的反应,在其第 29 条里明确规定"只要存在最佳干预措施,临床试验中就不能够使用安慰剂"。这一强硬规定不但没有平息争议,反而引起了轩然大波,导致了更大的争议。

在存在有效干预措施的时候,选择安慰剂对照,到底有没有必要性? 对这个问题,我们前面在安慰剂相关章节里其实已经详细讨论过,科学家认为安慰剂对照在临床试验中具有比阳性对照更大的可靠性。因为阳性对照试验存在先天不足,即无法验证阳性对照药物在研究中是否一定显示了有效性。

另一个很大的争议是:到底什么是最佳干预标准? 在发达国家,这也许不是一个问题,但是如果置之于发展中国家,比如本文开头提到的临床试验,非洲的大部分妇女根本就没有条件接受已经在美国证实有效但是昂贵的治疗。实际上当地的妇女真正需要的是符合当地实际条件的"相对最佳干预标准"。有人主张,所谓的最佳干预标准应该是相对于具体实施地的社会和经济环境而言的。

因此,《赫尔辛基宣言》2000 年版的第 29 条不但引起了科学家的强烈质疑,而且也直接引起了美国和欧盟的药品监管部门的不满。他们甚至在自己的国家监管法规中开始抛弃《赫尔辛基宣言》,而只提 GCP。他们认为,如果依从第 29 条,临床试验就没法开展了。面对各国监管部门的压力,《赫尔辛基宣言》做出了妥协,以尽力在坚持其伦理至上主张的基础上,调和与科学开展可能性之间的矛盾。宣言连续在 2002 年和 2004 年对第 29 条进行了澄清注释,并且在 2008 年和 2013 年对安慰剂使用原则条款做了进一步修改。

《赫尔辛基宣言》2013 年版的第 33 条规定:"在使用安慰剂对于确定一种干预措施的有效性和安全性是必要的,并且不会因未接受已被证明的最佳干预措施而遭受额外的、严重的或不可逆伤害的风险的前提下,可以考虑给受试者使用安慰剂。要特别注意,对这种选择必须极其谨慎,以避免滥用。"这也就

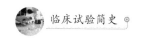

承认了在符合科学必要性和最大限度伦理保护原则的前提下，在已有最佳治疗手段的情况下，仍然在对照组使用安慰剂是可以接受的，尽管这种使用被严格而且谨慎地界定了前提条件。

3

进入 21 世纪以后，受到 CIOMS 的影响，《赫尔辛基宣言》也开始关注研究结束后的受试者继续获益问题。《赫尔辛基宣言》2000 年版第 30 条规定："研究结束时，应该确保参加研究的每个患者都能得到被研究证明的最佳预防、诊断和治疗方法。"

可以看出，《赫尔辛基宣言》2000 年版第 30 条是对 CIOMS（1993）相关规定的呼应。不同之处在于，CIOMS 关于研究结束后的受试者继续获益的基本态度是：有义务告知、不强制提供；而《赫尔辛基宣言》2000 年版的立场是有义务确保研究结束后的受试者继续获益。这实质上和 2000 年版第 29 条的安慰剂使用原则的基调是一样的，即强硬地坚持伦理至上的原则。因此，同样引起了极大的争议。

药品监管当局和制药企业提出了尖锐的质疑：在研究结束后，谁来负责确保受试者继续得到治疗？如果把这个责任落在申办方的身上是不现实的。因为他们无力改变国家间发展水平的差异导致的医疗卫生保障条件的差异，也无力落实在每一个国家实现统一标准的最佳干预措施。他们认为给参加研究的受试提供被证明最佳的治疗是发展中国家当地的卫生系统和监管当局的义务。

迫于压力，《赫尔辛基宣言》在此后同样对此问题的规定经历了多次修改，以求符合现实操作的可能。《赫尔辛基宣言》

2013 年第 34 条规定:"试验开始前,申办方、研究者和试验所在国政府应针对那些研究结束后对试验中业已证实的有益干预仍有干预需求的受试者,就如何获取这些干预拟定条款。此信息必须在知情同意过程中向受试者公开"。

《赫尔辛基宣言》2013 年的第 34 条首次提出了申办方、研究者和主办国政府应共同承担使受试者在试验结束后继续获益的责任,并且要在研究开展前确定。这就引入了多方共治、事前设计的理念,为这一条款的落实奠定了现实基础。另外,没有再明确要求受试者在研究结束后继续获益的义务是必须的,而是"需要就如何获取这些干预拟定条款",这就与 CIOMS 的基调很接近了。

《赫尔辛基宣言》是世界上公认的临床研究伦理准则,但是其本身不具有法律地位,如果不被各国的监管法规所援引,就无法产生法律效力,这是《赫尔辛基宣言》的尴尬之处。也正因为如此,它虽然以伦理至上为准则,却不得不平衡临床试验科学性和可操作性的要求。反过来,对科学性和可操作性的顾及,又不能不让人担忧对受试者的伦理保护造成负面影响的可能性。

这种担忧不是没有道理的。特别是在临床试验全球化的背景下,允许违反最佳治疗标准意味着在发达国家被禁止的某些研究可能会在程序不太严格的发展中国家开展,或者发展中国家的受试者在研究结束后不能获得已被证实有效的治疗方案。

进入 21 世纪后,《赫尔辛基宣言》的被迫妥协,实际上是把压力下沉到了世界各国的伦理委员会身上,从而对各国,特别是发展中国家的伦理委员会能力提出了严峻考验。

往事并不如烟,尘埃尚未落定。

# 二十七、临床试验工业革命 2.0

我们已经知道,GCP 的产生导致临床试验质量要求被不断提高,操作程序日益复杂,从而促进了临床试验专业化分工的发展,CRO 和 SMO 的产生,以及 CRA 和 CRC 的出现,是临床试验工业革命 1.0 时代的基本内容。随着临床试验的全球化,跨国药企和 CRO 又把这一套工业化临床试验的模式复制到了全世界。

从理论上来讲,全世界的临床研究者只要按照同样的 GCP 操作,就可以确保产生同样质量标准的研究数据。但是,从实践来看,由于各国的研究者以及其他临床试验相关角色的水平和 GCP 意识参差不齐,特别是大量缺乏经验的发展中国家研究者的参与,即使有跨国药企和 CRO 的统一标准操作规程(SOP)以及统一培训,仍然难以消除人为操作差异对研究结果可靠性的影响。

另一方面,世界的新药研发成本越来越高,时间越来越长。过去我们讲新药研发成本和时间,提的是两个"10",即平均花费"10 亿美元"和"10 年时间";进入 21 世纪后,变成了两个"15",即平均花费"15 亿美元"和"15 年时间"。其中,临床试验占整个新药研发的成本和时间均在 70% 以上。随着其规模不断扩大,操作日益繁琐,这个比例还在逐年上升。

因此,临床试验行业面临第二次工业革命。这次工业革命的使命就是在临床试验全球化的背景下,如何确保质量、提高效率、降低成本。这次工业革命始于 20 世纪末的信息化技术的发展引发的临床试验信息化进程。

临床试验信息化首先出现在数据收集领域。

开展临床试验的直接目的就是收集研究数据。在过去,收集数据的方式是由研究者或者 CRC 把受试者的试验数据记录在纸质的病历报告表(case report form,CRF)中,然后由申办方或者 CRO 派出的监查员在进行数据监查以后,将这些 CRF 带回公司,供数据管理人员进一步核查确认。这种通过纸质 CRF 人工收集数据的方法,导致不同的人录入数据的质量差异很大,而且不能确保录入与核查的同步,需要反复确认与修改,效率低下,成本很高。

20 世纪 90 年代以后,随着信息化技术的发展,出现了一种名为电子数据采集(electronic data capture,EDC)的临床试验数据收集新技术。EDC 的最基本特征就是基于网络电子化的数据收集和提交。与传统的纸质版 CRF 相比,EDC 的最大优势就在于通过电子 CRF 系统实现数据录入的格式标准化和及时纠错;通过实时、远程数据录入的方式显著提高了试验效率,降低了试验成本。

EDC 是临床试验信息化的标志性成果,从根本上改变了临床试验数据收集和处理的方式,对临床试验操作技术乃至整个行业生态的影响是革命性的。

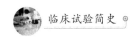

2

以 EDC 为起点,信息技术被广泛地应用于优化临床试验设计和操作,提升临床试验效率和质量,控制临床试验风险和成本。除了 EDC 以外,中心试验室和中心化随机系统的广泛应用也是临床试验信息化的突出表现。

临床试验需要做大量的试验室检查。尽管每个研究机构都有自己的试验室,但是由于不同试验室的检查设备与试剂、检查方法与操作人员的不同,同一检查项目的结果精准性和可比性必然会受到影响。特别是对于国际多中心试验而言,这种影响可能还相当大。因此,产生了"中心试验室"的需求。

所谓"中心试验室",就是指专门为多中心临床试验建立的统一收集并分析样本的试验室。中心试验室具有一套标准化的标本收集、运输、接收、储藏体系,将不同研究机构的标本集中送到中心试验室进行检验分析。中心试验室的样本检测采用标准化的检测方法、检测设备,检测试剂,遵从同一个标准操作规程(SOP)和质量管理体系,这样就避免了不同研究机构分别开展样本检验带来的检查结果的可比性问题。中心试验室的广泛应用,也离不开信息化技术的应用。

中心化的随机系统包括交互式语音应答系统(interactive voice response system,IVRS)和交互式网络应答系统(interactive web response system,IWRS)。IVRS 是基于电话的中心化随机系统,即通过拨打电话的方式来获得自动语音服务,获知受试者的随机号码,从而得到随机分组与药物分配信息。在实践应用中,IVRS 会遇到一些障碍,比如拨打国际长途电话的成本问题以及研究者的英文水平问题等。与

IVRS不同,IWRS是基于网络的中心化随机系统,避免了IVRS的弊端,并能实现与随机号码分离的药物分配和实时的在线揭盲功能。现在IVRS已经逐渐被IWRS取代。

另外还有中心化读片、中心化心电图、中心化药库,乃至信息化的临床试验管理系统(clinical trial management system, CTMS)等信息技术在临床试验中的广泛应用。

随着各种临床试验信息化操作技术的出现,EDC的功能逐渐不再限于临床试验数据采集,而是将应用场景延伸到了受试者招募、随机化分配、试验管理、药品管理等临床试验全生命周期管理中,从而成为一个整合了中心试验室、交互式网络应答系统、中心读片以及临床试验管理系统等的综合信息化管理平台系统。

### 3

随着临床试验信息化的发展,临床试验行业呈现出两大明显趋势。

第一,监查方式的变革。

现场监查曾被视为临床试验最有效的质量控制手段。但现场监查往往需要对所有研究机构进行100%的原始资料核查(source data verification, SDV),容易造成资源浪费,给申办方和CRO带来沉重的负担。有研究表明,现场监查的成本占临床试验总成本的20%~50%。

EDC的特点使监查员可以坐在办公室里通过端口远程登录EDC,查看研究数据,这就为临床试验监查方式的变革提供了可能性。2013年8月,美国FDA颁布了《基于风险的临床研究监查指导原则》,首次提出了"基于风险的监查(risk-based

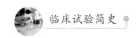

monitoring，RBM）"。RBM 是一种以中心化、非现场为特点的远程监查模式，监查员可以不需要到研究机构现场，而只需要在办公室里依靠 EDC 进行远程数据监查。同时，RBM 不再强调 100％的数据核查，而是通过识别影响临床试验质量和受试者安全的关键风险因素，进行针对性的数据监查，这一理念的提出使临床研究监查方式产生了革命性的变化。这种远程的、基于风险的监查可以大幅度减少现场监查的次数，但是并不会完全抛弃现场监查。在中心化监查的前提下，辅以少量的现场监查，针对性更强，效率更高，成本更低。

第二，专业供应商的涌现。

随着临床研究信息化的深入发展，临床试验行业分工进一步细化，开始出现了专门提供中心试验室、交互式语音应答系统、中心读片、临床试验运输、药物警戒、临床试验保险等临床试验专门产品与技术服务的供应商。这些供应商与过去的 SMO 和 CRO 并不一样，他们为申办方或者研究机构提供的并不是临床试验操作全流程的人力资源服务，而是为其中某一个环节提供技术产品和技术服务。这些临床试验专门供应商作为区别于 SMO 和 CRO 的第三类临床试验专有商业形态，伴随着临床试验信息化而出现并迅速发展起来。

所以，临床试验工业革命 2.0，就是以提高临床试验效率和质量为目的，以信息化技术应用为标志，使临床试验操作进一步走向标准化与中心化。与此同时，临床试验行业分工进一步细化，开始出现大量的临床试验专门产品和服务供应商。

应该看到，这种技术进步带来的效率和质量的提升，并没有从根本上改变以研究机构和研究医生为中心的临床试验传统模式，在这一模式里，受试者是这一临床试验最基本的群体，一直是处于边缘的,扮演了"沉默的大多数"角色。

　　另一方面,随着临床试验分工进一步细化,使得临床研究从业人员的岗位职责越来越精细,他们严格按照岗位定义的标准操作规程进行着大量的重复操作训练,把自己训练成一个个熟练工,一颗颗螺丝钉。当一栋高楼耸立,他们又赶紧奔赴下一个工地。这也是临床试验工业革命 2.0 时代的显著特征。

# 二十八、新时代，新设计

／

自 20 世纪 40 年代以来，随机对照双盲临床试验（randomized clinical trials，RCT）的方法走向成熟，成为以注册为目的的工业临床试验的"金标准"。工业临床试验就是遵循 RCT 的设计模式，按照事前设计好的研究方案，包括从研究开始就确定的假设、入选标准、样本量等，严格地操作执行。在研究过程中，一般不能更改研究方案。这几乎成了一种思维定式。两次临床试验工业革命也都是在遵循事先设计好的 RCT 方案的基础上，通过操作层面的技术迭代与分工细化，达到临床试验质量保障、效率提升以及成本降低的目的。

事实上，方法设计本身也是影响研究质量、效率和成本的一个重要因素，甚至是一个关键性因素。进入 21 世纪后，人们认识到，基于 RCT 的临床试验方法设计，并不是不可动摇的，仍然存在很大的改进空间。最大的问题就在于，研究者们发现，临床试验的进程瞬息万变。在试验开始前，可能永远也无法设计出一个完美的研究方案；当试验开始后，经常会发现实际进程并没有按照我们预想的方向发展，而是复杂得多。

比如对样本量的估计，传统的 RCT 设计要求非常严谨，在试验过程中是不能调整预设样本量的。但是在实际的试验进程中，可能会发现，预设样本量并不合适。举一例子：在研究设计阶段，以试验组比对照组的疗效提高 10% 为基准计算样本量，但是在研究开始后发现，试验组的疗效仅能提高 5%。这样的情况，预设样本量就偏小了，需要增大样本量。不然可能得不到阳性结果（统计学上叫把握度不足）。反之，假如试验开始后发现，试验组的疗效实际能提高 20%，那么预设样本量实际偏大，可以减小。不然就是在浪费研究资源，也不符合伦理原则。

还有一些可能的意外情况。比如，中期分析的结果显示，研究药物的疗效在某一亚组非常突出，而在另一亚组并未表现，如果继续所有亚组的入组将没有意义；或者疗效出现的时间与研究设计的假设有很大的出入，如果忽视这一重要信息，将会对整个试验带来偏差，增加试验失败的风险。更加极端的情况是，在试验开始之后，管理当局发布了新的指南，建议采用与研究设计不同的试验终点，如继续按原方案进行试验，试验结果可能不能得到管理当局的认可。

总之，在研究设计之初，由于无法回避诸多的不可控因素，导致试验进程中可能出现系列的设计不合理问题，这些问题可能导致试验进程的不合理延长，成本的不合理增加，增大了试验失败的风险，以及引发了一些伦理学问题。

因此，近十几年来，各国新药评审机构和药物研发企业逐步取得共识：新药临床试验是一个充满变数且需要不断做出动态决策的过程，这需要试验设计具备某种灵活性，以应对试验过程中出现的新情况、新问题。

## *2*

进入 21 世纪以来，为了降低试验的成本，增大试验的把握

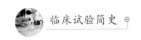

度，提高试验的效率，临床试验方法学家提出了适应性设计（adaptive design）的概念。

适应性设计是指在临床试验开始之后，在试验的整体性与有效性不被破坏的前提下，依据前期试验所得的部分结果调整后续研究方案，及时发现与更正试验设计之初的一些不合理假设，从而减少研究成本、缩短研究周期、提高试验成功率的一类研究设计方法的总称。

简单地说，适应性设计就是在研究进程中，根据前期结果调整后续方案。目前实际应用最广泛的就是调整样本量。也可以调整研究对象选择标准、各治疗组的受试者分配比例、剂量，增加新的治疗组、统计方法，甚至改变研究终点或者改变统计假设等。不管如何调整，不能破坏试验的整体性和有效性。

同时也应看到，对研究方案的适应性调整增加了操作执行的难度，并且给试验带来了新的风险。最大的风险是增加了假阳性率的概率（统计学上叫增加犯 I 类错误的可能性），这是药品注册当局最关注的风险，他们不能接受批准一个本来没有疗效的药物上市，这也是申办者不愿意看到的结果。

另外，适应性设计也可能带来操作的偏倚。比如，方案调整前入组的患者可能不能和方案调整后入组的患者进行直接比较，研究者通常需要进行前后两部分的综合分析，这是相当困难的。

因为适应性设计的灵活性以及给试验带来的更大风险，因此对操作执行也提出了更高的要求。研究中的各种监查、稽查、核查、伦理审查等机制一定要是健全而有能力的。同时，其设计本身也需要更加高超的技术和更加严格的要求，需要临床专家、统计学家和监管机构等多学科的共同参与，做出基于科学的设计，而绝非是"艺术"的决策，否则，适应性设计很容易变成一种统计学游戏。

利用临床试验设计的模糊地带，将科学变成艺术，结局一定是一场灾难。

3

可以看出，适应性设计的本质起源在于研究开始前存在很多不可控因素，使得研究设计无法在一开始就做到完美。但是，随着技术的进步，过去的一些不可控因素变得可控，从而为研究开始前更加精准地设计提供了一种可能性，这种可能性又把临床试验方法学创新指向了另一个方向。比如，有一类适应性试验，基于中期亚组分析，对研究受试者对象进行调整。但是如果有这样一种可能性，即在研究开始前的设计阶段，就能够实现对入选受试者对象的精准选择，这且不是效率更高、成本更低、成功率更高吗？

以肿瘤疾病为例。传统的肿瘤医学都是基于组织病理学进行分型诊断、药物开发和临床治疗。但是随着肿瘤生物学的发展，增加了对肿瘤异质性的了解，可以从全新的特别是基因分型的角度来对肿瘤进行重新划分，并在此基础上开发针对特定基因分型肿瘤患者的分子靶向药物，从而宣告了精准医学时代的到来。

在精准医学背景下，传统的基于组织学分型的肿瘤 RCT 就不能再适应分子靶向药物的开发需求，基于基因分型的临床试验创新设计开始出现，主要包括篮式试验（basket trial）和伞式试验（umbrella trial）。

篮式试验是将某种基因靶点明确的药物视为一个篮子，然

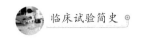

后将带有相同靶基因的不同肿瘤放进这个篮子里进行试验,目的是希望用一种分子靶向药物能够治疗带有相同基因靶点的不同组织分型的肿瘤患者。比如,*ALK* 基因突变不但是非小细胞肺癌的驱动基因,也是包括肺癌、淋巴瘤、肾癌、神经母细胞瘤等不同肿瘤的驱动基因。这就意味着使用同一种针对该靶点的药物,就可能治疗具有相同基因突变位点的不同肿瘤。

伞式试验的思路与篮式试验的思路相反。伞式试验把同一种组织学肿瘤的不同驱动基因亚型聚拢在同一把雨伞之下,然后评估不同靶向药物对这种同一组织学肿瘤类型的不同基因突变的相应疗效。

很有意思的是,伞式试验和篮式试验的思维方式与中医学的"异病同治"和"同病异治"的理念异曲同工。在辩证法上,中西医最后殊途同归了。

篮式和伞式这两种临床试验创新设计方法不仅仅适用于肿瘤试验,在糖尿病以及多种慢性疾病的药物开发中都有重要价值。它们以研究设计之初对受试者的基于基因分型的精准定位,最终让患者能更快地用上有效的治疗药物。

基于适应性设计的研究开始后的方案调整和基于伞式或篮式试验设计的研究开始前的受试者精准定位,都是着眼于提高临床试验效率和成功率的创新设计方法,是为了适应更好、更快、更精准的药物开发新时代的新设计。

我们也应该看到,这些临床试验创新设计方法,并没有改变 RCT 的本质特征,更没有动摇 RCT 在新药评价中的地位,而是对传统 RCT 试验方法的补充和发展。

# 二十九、在阳光下博弈

在 1975 年的《赫尔辛基宣言》里,明确地提出了设立独立伦理委员会(Independent Ethics Committee,IEC)来审查临床试验方案的要求,拓宽了维护临床试验伦理原则的途径,由单纯依靠研究者良知和受试者自愿扩展到独立的第三方监督。在后来的各国 GCP 里,进一步对伦理委员会的人员组成、审查程序以及运行机制做出了详细的规定。伦理委员会成为确保临床试验伦理原则得到遵守的最重要外部监督机制,在保护受试者权益方面发挥了至关重要的作用。

早期的伦理委员会多设置在研究机构内部,所以在美国也被称为机构审查委员会(Institutional Review Board,IRB)。随着临床试验多中心化,乃至全球化,一个项目可能覆盖几十个到几百个研究机构,遍布全球。各个机构的伦理审查标准、审查能力存在差异,这就必然要产生一个问题,谁来决定这些机构伦理委员会的资质以及审查的合规性呢?

获得资质的第一种途径是在政府部门注册,并接受其监管。美国的 IRB 都必须向美国卫生部(Department of Health and Human Services,HHS)下属的人体研究保护办公室(Office of Human Research Protection,OHRP)提交注册。

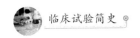

OHRP 依据美国的 45CFR46 对 HHS 资助的临床研究项目的伦理委员会展开检查。另外,美国 FDA 也可以通过其生物研究监查项目(Bioresearch Monitoring Program,BIMO)体系,依据美国 21CFR56 对企业发起的工业临床试验项目的伦理委员会展开合规性检查。

第二种途径是社会组织的认证与监管。最著名的组织是美国人体研究保护项目认证协会(Association for the Accreditation of Human Research Protection Program,AAHRPP)。AAHRPP 是一家独立的非营利、非政府组织,于 2001 年 5 月 23 日建立。AAHRPP 提倡在涉及人体医学研究的所有过程中都应该遵循保护受试者的基本伦理原则,实现规范化、高质量的医学研究工作。AAHRPP 认证致力于构建人体研究受试者保护的全面的有机组织体系,因此其评估的对象是人体受试者保护的整体体系,而不仅仅是伦理委员会,代表了全球人体研究关于受试者保护最严格、最完整的国际共识准则。迄今,全球已有近 300 家机构获得了 AAHRPP 认证。

对伦理委员会的资质认证与过程监管是大势所趋。早期的《赫尔辛基宣言》并没有关于伦理委员会资质的相关规定,但是在最新的 2013 年版《赫尔辛基宣言》里明确规定:"研究伦理委员会必须有正式资质"。

2

即使有了伦理委员会的注册制度和监管机制,设置在研究机构内部的伦理委员会总是有一些固有弊端难以克服。

在多中心临床试验的开展中,越来越多的制药公司喜欢找一些小型医疗机构甚至私人诊所实施研究,因为它们具有招募更加广泛受试者的优势。然而，这些私人诊所由于规模比较小、项目比较少，没有能力建立和运营一个独立的伦理委员会机构。

更大的问题在于，《赫尔辛基宣言》要求"伦理委员会必须透明运作，必须独立于研究者、申办方及其他任何不当影响"。但是在实践中，由于机构伦理委员会的组成人员多数都是本机构的医生和行政职员，她们在审查研究方案的时候，可能面临某些不可避免的利益冲突，从而难以真正做到"独立"二字。这在体制内是一个无解的问题，只能通过从体制外引入第三方力量来解套。因此，出现了独立的第三方伦理委员会，也就是商业伦理委员会。

1968年。一位名叫安吉拉·鲍恩（Angela Bowen）的内分泌专家来到华盛顿的奥林匹亚社区的一家私人诊所工作。她带来了一个 NIH 资助的临床研究项目，希望在她工作的诊所中完成此研究。但是，NIH 既未授权也不愿意赞助私人诊所开展研究项目。于是，鲍恩组织了一些医生和来自当地社区的普通民众来对她的研究项目提出建议，并就 NIH 所关注的问题建言献策。鲍恩开创了利用社会资源来监督临床研究的先河。后来她的伦理委员会不断扩展，越来越多的来自奥林匹亚附近社区的医生寻求她的伦理委员会咨询服务。这就逐渐演化成一个商业伦理委员会的雏形。1977年，她将该伦理委员会改组成为西部伦理委员会（Western Institutional Review Board），简称 WIRB。

WIRB 建立的商业伦理委员会模式更适合企业发起的工业临床试验项目，与此同时，也满足了无力建立机构伦理委员会的小型医疗机构的需求。到了 20 世纪 80 年代后期，美国已

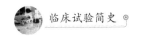

经出现多个这种形式的商业伦理委员会。

与机构伦理委员会相比,商业伦理委员会有明显的优势。机构伦理委员会的工作具有某种公益性质,不追求效率,甚至被研究者和企业当成影响研究项目进度的障碍。而商业伦理委员会作为一个商业实体,不得不以良好的表现来求得维持生存所必需的业务,因此能更好地满足研究者对工作效率和服务水平的要求。

商业伦理委员会的最大优势同时也是其最大劣势。在竞争机制下,他们的商业运作模式容易受到利益驱动,不再以保护受试者为首要任务。当伦理委员会成为疯狂追逐利润的企业,伦理批件成为可售卖的商品,其后果是灾难性的。

商业伦理委员会的产生,给临床试验行业生态圈补上了最后一块缺口。临床试验的三根支柱,即申办方、研究机构及机构伦理委员会,都有了相应的商业代理机构,即临床试验合同研究组织、临床机构管理组织和商业伦理委员会。这里面两两之间的竞争合作关系,是很有意思的学问。

3

进入 21 世纪以来,新技术不断涌现,比如干细胞技术、克隆技术、基因编辑技术,等等,在给人类带来新的治疗希望的同时,也带来了一系列新的伦理学问题,对既有的临床研究伦理理论和伦理委员会审查能力提出了新挑战,也让临床研究信息公开接受社会监督的必要性开始凸显。

《赫尔辛基宣言》(1975)开创性地提出了关于研究结果发表的伦理原则:"医生发表研究结果时,有责任保证结果的精准性;与本宣言原则不符合的试验报告不应该被接受发表"。各主流学术期刊纷纷遵循此规定,也就是说,不遵守《赫尔辛基宣言》的临床研究报告没有资格发表在学术期刊上。

此后历次《赫尔辛基宣言》的修订都继承和不断发展了关于研究结果发表的伦理原则,将临床研究的伦理性置于学术领域和社会大众的监督之下。但是这种监督属于事后监督,如果在研究过程中发生了伤害受试者权益或者数据造假的行为,则后果已经无可避免。

进入 21 世纪以来,各国学者强烈呼吁临床研究开始前应当进行注册登记,使临床研究的设计和实施过程透明化,让研究者、制药企业、社会公众都可以通过网络公开查询和评价被注册临床研究的伦理性和科学性。2005 年,第 58 届世界卫生大会决议倡议建立一个临床试验注册的平台,这就是后来建成的 WHO 国际临床试验注册平台(WHO International Clinical Trial Registration Platform,WHO ICTRP)。之后,英国、美国、澳大利亚等国都纷纷成立了自己的临床试验注册中心。

《赫尔辛基宣言》(2008)第 19 条中指出:"每个临床试验必须于纳入第一例受试者前在公共注册机构注册"。这是《赫尔辛基宣言》中首次出现研究注册伦理原则的规定。*CIOMS*(2016)在其关于健康相关研究公开责任的条款里明确规定:"研究人员应前瞻性地注册他们的研究,及时公布结果并分享这些结果所基于的数据"。这句话实际上反映了当前关于临床试验信息公开伦理原则的完整架构,即研究前注册、研究后结果公开以及数据共享。

新时代背景下临床试验伦理监管,实质上已经超出了纯粹的科学和伦理学专业人士的范畴,需要全社会的参与,走向全程透明、全民参与、社会共治。唯其如此,才能反过来促进临床

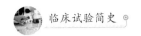

试验伦理的社会互信，让其中的一些不确定性能够得到包容和理解，让一些有争议但是预示着人类重大发展前景的技术方向能够在达成社会共识的基础上谨慎前行、造福人类。

全程透明、全民参与，在阳光下博弈，这也是即将到来的以患者为中心的临床试验时代的必然要求。

# 三十、开始的结束：
# 临床试验工业革命3.0

1747 年 5 月 20 日,英国皇家海军军医詹姆斯·林德博士随舰队出海,并在船上开展了人类历史上第一个有现代意义的随机对照临床试验,证明了柠檬和橘子对坏血病的治疗作用。此后经年,直到 20 世纪下半叶,临床试验才完成了方法学和伦理学的基本积累,逐渐形成了以 RCT 为方法学"金标准"、以《赫尔辛基宣言》为伦理学基本原则的"双核心",然后进入了GCP 时代。

20 世纪 80 年代,临床试验开始了工业化和全球化进程。在经历了临床试验工业革命 1.0 和 2.0 的迭代以后,形成了以信息技术为基础,以制药企业、研究机构、伦理委员会以及相应的商业代理机构临床试验合同研究组织、临床机构管理组织和商业伦理委员会为基本组织,以及若干服务和产品供应商为周边组织的临床试验行业生态圈。

我们沿着先辈的足迹,经历了一路的波澜壮阔和千回百转,终于抵达当下——一个大数据和人工智能的时代。在信息技术的基础上,临床试验也同样在大数据和人工智能方面呈现出新的发展趋势。

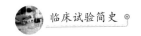

随着大数据技术的成熟,真实世界研究(real world study, RWS)成为当下炙手可热的焦点,包括针对回顾性医疗大数据及医保大数据的研究以及前瞻性的注册登记研究等真实世界研究模式,已经和 RCT 形成了互相补充、互相竞争的局面。目前,真实世界研究主要在基于效果比较的药品上市后再评价以及市场准入中扮演重要角色,并且谨慎地向上市前注册研究中渗透。

人工智能可以在临床试验全流程中发挥作用,目前主要应用于受试者招募和受试者依从性控制两个领域。在受试者招募方面,可以通过两个逆向的途径实现智能化的受试者匹配。一是用某一患者的病历去比对注册的临床试验库,为患者找到适合的临床试验;二是用某一临床试验的招募标准去比对结构化或者非结构化的患者健康数据,以帮助研究者更快地找到更多的潜在受试者。在受试者的用药依从性控制上,可以通过人工智能技术和面部识别技术来判断患者是否按时服药,用自动算法来识别药物和药物摄取,并且可以提醒患者按时服药,对患者的服药依从性做出精准管理。

2

工业化临床试验的操作模式是以研究机构为中心,研究机构扮演了试验的实施地和中转站角色。医生在研究机构招募和管理受试者,患者在研究结构接受治疗和随访。以这种模式开展多中心临床试验,涉及各研究机构的协调与管理,成本很高、效率较低。临床试验工业革命 1.0 和 2.0,都是在不改变这种模式的基础上,利用社会分工精细化裂变出来的专业化组织和职业以及现代信息技术手段提供的产品,提高临床试验的效率和质量,降低临床试验的人力成本和物质成本。在这种固有模式里,作为受试者的患者,实质上是处于被动参与者的边缘地位。

随着人们对健康要求的提高,以及大量医学新技术的涌现,临床试验逐渐成为满足人们健康需求的机会,而不是威胁。因此,人们对临床试验的关注焦点,从过去的保护受试者权益不受到侵害发展到现在的保障自己参加临床试验的权利不被剥夺。人类不再接受扮演一个被动参加临床试验的受试者角色,更倾向成为一个临床试验的发起者、设计者、组织者和管理者。因此,以患者为中心的临床试验模式开始兴起。

以患者为中心,首先需要持续努力地让患者参加临床试验更加便捷。随着移动互联网技术发展,一种临床试验新模式开始出现,即跨越研究机构,由制药企业直接面向受试者的试验模式。这种新模式是基于手机 APP 或者可穿戴设备,以受试者为单位,直接收集数据,从而打破以研究机构为中心的固有模式。这一模式给患者带来很大的便利,有助于提高患者的依从性。这种基于移动端直接收集数据的临床试验,也可以是基于大数据的真实世界研究的一种。

比如,美国的 Science37 公司设计了一款称为 NORA 的 APP 平台。患者通过自己的智能手机或者平板电脑登录 NORA 后就可加入临床试验,并且和研究者医生进行交流。Science37 会将研究药物运到患者家中,并帮助派遣护士或者医生到患者家中完成必要检测。同时,NORA 将患者的数据安全地汇总到一个虚拟中心进行存储和分析处理。

以患者为中心,不只是在临床试验数据收集的操作层面上的变革,还包括临床试验设计层面的理念转变。比如将患者更

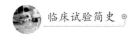

关注的效果指标如生命质量等纳入临床试验评价终点,而非仅仅关注注册所需的效能指标如生存期等。为此,需要在研究设计阶段,将患者纳入设计团队中来,听取并吸纳他们的关切。更进一步地说,现在更有特定患者自发地组成非政府组织,比如"罕见病患者组织",主动寻找、发起和参与到适合特定患者人群的临床研究中去。

以患者为中心,更是在整个临床试验各环节,包括临床试验的发起、设计、知情同意、治疗、随访、评价等全流程实现向"以患者为中心"转变,最终达到"增强受试者对临床试验的主动参与和自我管理能力"的目的,重构整个临床试验的面貌,推动临床试验发展到"以患者为中心"的新时代。

## 3

工业化临床试验的临床试验行业生态圈包括 CRO、SMO、各种临床试验相关产品及服务供应商等组织。在这个生态圈里,阶层式的传统组织是基本单元,绝大多数从业人员都是在这样的组织内部从业,积累职业经验;同时也频繁地跨越组织去寻求职业发展。总之,从业人员的职业生涯基本上离不开组织。随着临床试验技术的移动化、大数据化和智能化,以及临床试验向以患者为中心的模式转变,临床试验行业的组织模式也将发生相应变化,呈现出"去中心化"的趋势。

因为临床试验操作的移动化和智能化,从业者可以不再依赖组织提供的条件,能够实现更多的远程办公,从而导致临床试验工作模式的改变。同时,在以患者为中心的临床试验理念下,也逐渐减少了对研究机构的依赖。在这样的背景下,临床试验行业的职业生态将发生变化。CRA 职业的职能可能逐渐向临床试验流程的上游发展，与数据管理或者项目管理融合；而贴近受试者终端的 CRC 职业则可能在未来成为这个行业的主流从业人群，特别是面对未来的纵向和横向连接所有患者的真实世界大数据研究的洪流。

更根本的问题在于，移动互联网时代实际上让人类走上了一条"去中心化"的不归路，而这种"去中心化"的指向符合人类解放人性的终极心理需求。因此，在临床试验的工业化时代建立起来的组织结构和行业生态圈也面临解构。原有的阶层式组织形态将向平台型组织变化，从业人群从组织内部的雇佣劳动者变成平台上的创业者或者自由职业者，"打工"二字可能成为历史。当然了，这还有赖于行业的进一步规范化和专业化。

总之，以大数据和智能化技术为中心，临床试验模式向"以患者为中心"转变，临床试验行业的组织"去中心化"、平台化，是临床试验工业革命 3.0 的特征。

这一切，才刚刚开始。

第二次世界大战的阿拉曼战役是北非战场的转折点，以英国为首的盟军大胜。1942 年 11 月 10 日，在伦敦市政厅里，在阿拉曼战役庆祝午宴上，英国首相丘吉尔发表了名为"*The End of the Beginning*"的著名演讲："Now this is not the end，It is not even the beginning of the end. But it is，perhaps，the end of the beginning. "

"这不是结束，甚至不是结束阶段的开始，而仅仅是开始阶段的结束"，以此作为本书的结束。

# 附录

# 《赫尔辛基宣言》2013 年版

　　《赫尔辛基宣言》全称《世界医学大会赫尔辛基宣言》，该宣言制定了涉及人体对象医学研究的道德原则，是一份包括以人作为受试对象的生物医学研究的伦理原则和限制条件，也是关于人体试验的第二个国际文件，比《纽伦堡法典》更加全面、具体和完善。

　　**通过：**

　　第 18 届世界医学协会联合大会，赫尔辛基，芬兰。1964 年 6 月

　　**修订：**

　　第 29 届世界医学协会联合大会，东京，日本，1975 年 10 月

　　第 35 届世界医学协会联合大会，威尼斯，意大利，1983 年 10 月

　　第 41 届世界医学协会联合大会，香港，中国，1989 年 9 月

　　第 48 届世界医学协会联合大会，西索莫塞特，南非，1996 年 10 月

　　第 52 届世界医学协会联合大会，爱丁堡，苏格兰，2000 年 10 月

　　第 53 届世界医学协会联合大会，华盛顿，美国，2002 年

第 55 届世界医学协会联合大会,东京,日本,2004 年

第 59 届世界医学协会联合大会,首尔,韩国,2008 年
10 月

第 64 届世界医学协会联合大会,福塔莱萨,巴西,2013 年
10 月

## 前言

1. 世界医学大会制定《赫尔辛基宣言》,是作为关于涉及
人类受试者的医学研究,包括对可确定的人体材料和数据的研
究,有关伦理原则的一项声明。

《宣言》应整体阅读,其每一段落应在顾及所有其他相关段
落的情况下方可运用。

2. 与世界医学会的授权一致,《宣言》主要针对医生。但
世界医学会鼓励其他参与涉及人类受试者的医学研究的人员
采纳这些原则。

## 一般原则

3. 世界医学会的《日内瓦宣言》用下列词语约束医生:"患
者的健康是我最首先要考虑的。"《国际医学伦理标准》宣告:
"医生在提供医护时应从患者的最佳利益出发。"

4. 促进和保护患者的健康,包括那些参与医学研究的患
者,是医生的责任。医生的知识和良心应奉献于实现这一责任
的过程。

5. 医学的进步是以研究为基础的,这些研究必然包含了
涉及人类受试者的研究。

6. 涉及人类受试者的医学研究,其基本目的是了解疾病

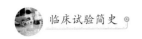

的起因、发展和影响,并改进预防、诊断和治疗干预措施(方法、操作和治疗)。即使对当前最佳干预措施也必须通过研究,不断对其安全性、效果、效率、可及性和质量进行评估。

7. 医学研究应符合的伦理标准是,促进并确保对所有人类受试者的尊重,并保护他们的健康和权利。

8. 若医学研究的根本目的是为产生新的知识,则此目的不能凌驾于受试者个体的权利和利益之上。

9. 参与医学研究的医生有责任保护受试者的生命、健康、尊严、公正、自主决定权、隐私和个人信息。保护受试者的责任必须由医生或其他卫生保健专业人员承担,决不能由受试者本人承担,即使他们给予同意的承诺。

10. 医生在开展涉及人类受试者的研究时,必须考虑本国伦理、法律、法规所制定的规范和标准,以及适用的国际规范和标准。本《宣言》所阐述的任何一项受试者保护条款,都不能在国内或国际伦理、法律、法规所制定的规范和标准中被削减或删除。

11. 医学研究应在尽量减少环境损害的情况下进行。

12. 涉及人类受试者的医学研究必须由受过适当伦理和科学培训,且具备资质的人员来开展。对患者或健康志愿者的研究要求由一名能胜任的并具备资质的医生或卫生保健专业人员负责监督管理。

13. 应为那些在医学研究中没有被充分代表的群体提供适当的机会,使他们能够参与到研究之中。

14. 当医生将医学研究与临床医疗相结合时,只可让其患者作为研究受试者参加那些于潜在预防、诊断或治疗价值而言是公正的,并有充分理由相信参与研究不会对患者健康带来负面影响的研究。

15. 必须确保因参与研究而受伤害的受试者得到适当的补偿和治疗。

**风险、负担和获益**

16. 在医学实践和医学研究中，绝大多数干预措施具有风险，并有可能造成负担。

只有在研究目的的重要性高于受试者的风险和负担的情况下，涉及人类受试者的医学研究才可以开展。

17. 所有涉及人类受试者的医学研究项目在开展前，必须认真评估该研究对个人和群体造成的可预见的风险和负担，并比较该研究为他们或其他受影响的个人或群体带来的可预见的益处。

必须考量如何将风险最小化。研究者必须对风险进行持续监控、评估和记录。

18. 只有在确认对研究相关风险已做过充分的评估并能进行令人满意的管理时，医生才可以参与到涉及人类受试者的医学研究之中。

当发现研究的风险大于潜在的获益，或已有决定性的证据证明研究已获得明确的结果时，医生必须评估是继续、修改还是立即结束研究。

**弱势的群体和个人**

19. 有些群体和个人特别脆弱，更容易受到胁迫或者额外的伤害。

所有弱势的群体和个人都需要得到特别的保护。

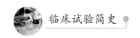
20. 仅当研究是处于弱势人群的健康需求或卫生工作需要,同时又无法在非弱势人群中开展时,涉及这些弱势人群的医学研究才是正当的。此外,应该保证这些人群从研究结果,包括知识、实践和干预中获益。

**科学要求和研究方案**

21. 涉及人类受试者的医学研究必须符合普遍认可的科学原则,这应基于对科学文献、其他相关信息、足够的试验和适宜的动物研究信息的充分了解。试验动物的福利应给予尊重。

22. 每个涉及人类受试者的研究项目的设计和操作都必须在研究方案中有明确的描述。

研究方案应包括与方案相关的伦理考量的表述,应表明本《宣言》中的原则是如何得到体现的。研究方案应包括有关资金来源、申办方、隶属机构、潜在利益冲突、对受试者的诱导,以及对因参与研究而造成的伤害所提供的治疗和/或补偿条款等。

临床试验中,研究方案还必须描述试验后如何给予适当的安排。

**研究伦理委员会**

23. 研究开始前,研究方案必须提交给相关研究进行考量、评估、指导和批准。该委员会必须透明运作,必须独立于研究者、申办方及其他任何不当影响之外,并且必须有正式资质。该委员会必须考虑到本国或研究项目开展各国的法律、法规,以及适用的国际规范和标准,但是本《宣言》为受试者所制定的保护条款决不允许被削减或删除。

该委员会必须有权监督研究的开展,研究者必须向其提供监督的信息,特别是关于严重不良事件的信息。未经该委员会的审查和批准,不可对研究方案进行修改。研究结束后,研究者必须向委员会提交结题报告,包括对研究发现和结论的总结。

### 隐私和保密

24. 必须采取一切措施保护受试者的隐私并对个人信息进行保密。

### 知情同意

25. 个人以受试者身份参与医学研究必须是自愿的。尽管与家人或社区负责人进行商议可能是恰当的,但是除非有知情同意能力的个人自由地表达同意,不然他/她不能被招募进入研究项目。

26. 涉及人类受试者的医学研究,每位潜在受试者必须得到足够的信息,包括研究目的、方法、资金来源、任何可能的利益冲突、研究者组织隶属、预期获益和潜在风险、研究可能造成的不适等任何与研究相关的信息。受试者必须被告知其拥有拒绝参加研究的权利,以及在任何时候收回同意,退出研究而不被报复的权利。特别应注意为受试者个人提供他们所需要的具体信息,以及提供信息的方法。

在确保受试者理解相关信息后,医生或其他合适的、有资质的人应该设法获得受试者自由表达的知情同意,最好以书面形式。如果同意不能以书面形式表达,那么非书面的同意必须进行正式记录并有证明人在场。

必须向所有医学研究的受试者提供获得研究预计结果相

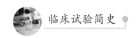

关信息的选择权。

27. 如果潜在受试者与医生有依赖关系，或有被迫表示同意的可能，在设法获得其参与研究项目的知情同意时，医生必须特别谨慎。在这种情况下，知情同意必须由一位合适的、有资质的、且完全独立于这种关系之外的人来获取。

28. 如果潜在受试者不具备知情同意的能力，医生必须从其法定代理人处设法征得知情同意。这些不具备知情同意能力的受试者决不能被纳入到对他们没有获益可能的研究之中，除非研究的目的是为了促进该受试者所代表人群的健康，同时研究又不能由具备知情同意能力的人员代替参与，并且研究只可能使受试者承受最小风险和最小负担。

29. 当一个被认为不具备知情同意能力的潜在受试者能够表达是否参与研究的决定时，医生在设法征得其法定代理人的同意之外，还必须征询受试者本人的这种表达。受试者的异议应得到尊重。

30. 当研究涉及身体或精神上不具备知情同意能力的受试者时（比如无意识的患者），只有在阻碍知情同意的身体或精神状况正是研究目标人群的一个必要特点的情况下，研究方可开展。在这种情况下，医生必须设法征得法定代理人的知情同意。如果缺少此类代理人，并且研究不能被延误，那么该研究在没有获得知情同意的情况下仍可开展，前提是参与研究的受试者无法给予知情同意的具体原因已在研究方案中被描述，并且该研究已获得批准。即便如此，仍应尽早从受试者或其法定代理人那里获得继续参与研究的同意意见。

31. 医生必须完全地告知患者在医疗护理中与研究项目有关的部分。患者拒绝参与研究或中途退出研究的决定，绝不能妨碍患者与医生之间的关系。

32. 对于使用可辨识的人体材料或数据的医学研究,通常情况下医生必须设法征得对收集、分析、存放和/或再使用这些材料或数据的同意。有些情况下,同意可能难以或无法获得,或者为得到同意可能会对研究的有效性造成威胁。在这些情况下,研究只有在得到一个的审查和批准后方可进行。

### 安慰剂使用

33. 一种新干预措施的获益、风险、负担和有效性,必须与已被证明的最佳干预措施进行对照试验,除非在下列情况下:

在缺乏已被证明有效的干预措施的情况下,在研究中使用安慰剂或无干预处理是可以接受的;或者有强有力的、科学合理的方法论支持的理由相信,使用任何比现有最佳干预低效的干预措施、或使用安慰剂、或无干预处理对于确定一种干预措施的有效性和安全性是必要的并且接受任何比现有最佳干预低效的干预措施、或使用安慰剂、或无干预处理的患者,不会因未接受已被证明的最佳干预措施而遭受额外的、严重或不可逆伤害的风险。

要特别注意,对这种选择必须极其谨慎以避免滥用。

### 试验后规定

34. 在临床试验开展前,申办方、研究者和主办国政府应制定试验后规定,以照顾所有参加试验,并仍需要获得在试验中确定有益的干预措施的受试者。此信息必须在知情同意过程中向受试者公开。

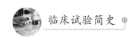

### 研究的注册、出版和结果发布

35. 每项涉及人类受试者的研究在招募第一个受试者之前，必须在可公开访问的数据库进行登记。

36. 研究者、作者、申办方、编辑和出版者对于研究成果的出版和发布都有伦理义务。研究者有责任公开他们涉及人类受试者的研究结果，并对其报告的完整性和准确性负责。他们的报告应遵守被广泛认可的伦理指南。负面的、不确定的结果必须和积极的结果一起发表，或通过其他途径使公众知晓。资金来源、机构隶属和利益冲突必须在出版物上公布。不遵守本《宣言》原则的研究报告不应被接受发表。

### 临床实践中未经证明的干预措施

37. 对个体的患者进行治疗时，如果被证明有效的干预措施不存在或其他已知干预措施无效，医生在征得专家意见并得到患者或其法定代理人的知情同意后，可以使用尚未被证明有效的干预措施，前提是根据医生的判断这种干预措施有希望挽救生命、重建健康或减少痛苦。随后，应将这种干预措施作为研究对象，并对评估其安全性和有效性进行设计。在任何情况下，新信息都必须被记录，并在适当的时候公之于众。

# 专有名词汉英对照

《贝尔蒙报告》(Belmont Report)

《纯净食品和药品法案》( Pure Food and Drugs Art, PFDA )

《赫尔辛基宣言》(Helsinki Declaration)

《科沃夫-哈里斯修订案》(Kefauver-Harris Amendment)

《纽伦堡法典》(The Nuremberg Code)

《涉及人的生物医学研究国际伦理准则》(International Guildlines for Biomedical Research Involving Human Subjects)

《食品药品和化妆品法》(Food, Drug, and Cosmetic Act, FDCA)

比较效果研究(Comparative Effectiveness Research, CER)

标准操作程序(Standard Operation Procedure, SOP)

病历报告表(Case Report Form, CRF)

电子数据采集(Electronic Data Capture, EDC)

独立伦理委员会(Independent Ethics Committee, IEC)

国际医学科学组织理事会 (Council for International Organization of Medical Sciences, CIOMS)

临床试验合同研究组织 ( Contract Research

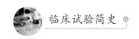

Organization，CRO）

机构审查委员会（Institutional Review Board，IRB）

基于风险的监查（Risk-Based Monitoring，RBM）

交互式网络应答系统（Interactive Web Response System，IWRS）

交互式语音应答系统（Interactive Voice Response System，IVRS）

篮式试验（Basket Trial）

临床机构管理组织（Site Management Organiztion，SMO）

临床试验管理系统（Clinical Trial Management System，CTMS）

临床研究监查员（Clinical Research Assistant，CRA）

临床协调员（Clinical Research Coordinater，CRC）

美国国立卫生研究院（National Institutes of Health，NIH）

美国食品药品监督管理局（Food and Drug Administration，FDA）

人用药品注册技术要求国际协调会议（International Conference on Harmonization of Technical Requirements for Registration of Pharmaceuticals for Human Use，ICH）

伞式试验（Umbrella Trial）

申报新药申清（New Drug Application，NDA）

实效临床试验（Pragmatic Clinical Trials，PCT）

世界卫生组织（World Health Organization，WHO）

适应性设计（Adaptive Design）

随机对照临床试验（Randomized Controlled Clinical

Trial，RCT）

研究性新药申请（lnvestigational New drug，IND）

药品临床试验质量管理规范（Good Clinical Practice：GCP）

原始资料核查（Source Data Verification，SDV）

真实世界研究（Real Word Study，RWS）

知情同意（Informed Comsent）

知情同意书（Informed Comsent Form）

# 临床试验历史大事记

**原始社会**　先民在对植物和动物的食用中发现药物,以身试药,验证疗效,产生了"神农尝百草"的传说。

**古希腊时期**　西方医学之父希波克拉底(Hippocratic)将观察性研究引入医学,作为判断某种植物是否具有治疗功效的重要手段。

**古罗马时期**　医学大师盖伦(Galenus),进一步通过对植物、动物和矿物的药用价值的观察进行药物探索

**中世纪**　伊斯兰"医学王子"阿维森纳(Avicenna)把两只小羊放在两个完全不同的环境里圈养,以验证不良环境对生命状态的影响。这是对照试验的萌芽。在中国宋代的《本草图经》里记载了一个如何分辨上党人参效应的对照试验,是中国最早的对照试验记载。

**1747 年**　詹姆斯·林德(James Lind)应用对照临床试验证明橘子和柠檬可以防治坏血病,该试验被看作现代对照临床试验的起点。

**1781 年**　美国科学家本杰明·富兰克林(Benjamin Franklin)牵头的一个委员会为了调查"动物磁疗"的真实疗效,蒙上受试对象的眼睛,使其不知道自己是否接受了"动物磁疗"。本试验被认为是世界上第一个盲法临床试验。

**1799 年**　英国医生约翰·海加斯(John Haygarth)为了研

究珀金斯牵引器的真实效果,使用木头仿制的帕金斯金属棒作为对照措施,证实了安慰剂效应的存在。

**1862 年**　美国农业部成立化学局,开始调查和公布食品药品的安全问题和欺诈行径,广大民众对美国医药行业的不信任和批评日益增加,呼吁联邦政府就食品和药品监管立法。

**1898 年**　丹麦医生菲比格(Fibiger)为了验证血清疗法治疗白喉的疗效,设计并实施了一项半随机对照临床试验。他使用隔日交替法将受试者分配为两组,被认为是第一个尝试随机分配的对照临床试验。

**1906 年**　美国女作家阿普顿·辛克莱(Upton Sinclair)出版了揭露美国食品加工业黑幕的畅销书《丛林》,引起公众甚至罗斯福总统的震惊,公众对食品和药品立法的关切和呼吁达到前所未有的顶峰。

**1906 年**　美国国会通过了美国第一个食品药品监管法律《纯净食品和药品法案》(PFDA)。该法案的主要精神是要求产品标签注明成分,并且标签信息必须真实可靠。

**1918 年**　德国医生阿道夫·宾格尔(Adolf Bingel)报告了一项应用了双盲设计的白喉治疗试验。他让所有的患者和参与治疗的医生都不知道分组的方式和内容。

**1925 年**　英国著名统计学家费希尔(Ronald Aylmer Fisher)在其论著《研究工作的统计方法》里首次提出了试验设计的随机化原则,对后世影响深远。

**1930 年**　美国化学局改名为食品和药品管理局(FDA)。从此,FDA 正式登上历史舞台,发展成为一个高度科学化的管理机构,并最终成为世界药品监管的标杆。

**1931 年**　一个随机、安慰剂对照、单盲的临床试验被设计实

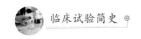

施并证明了一种叫"硫代硫酸金钠"的药物对于治疗肺结核无效。这个试验采用抛硬币的方式对每一对患者进行随机分组。

**1932 年**　德国临床药理学家保罗·马提尼（Paul Martini）对临床试验方法学进行了系统阐述，总结出了包括无偏见地设置对照、分组、盲法、安慰剂等临床试验基本原则。

**1935 年**　费希尔在《试验设计法》（*The Design of Experiments*）中进一步对随机化做了系统阐述，并指出随机化是应用统计分析的前提条件。此外，费希尔还与耶特斯合作编制了 Fisher-Yates 随机数字表。

**1937 年**　美国发生"磺胺"事件，共 107 人因服用含有工业用二甘醇的磺胺醑剂死亡，其中多数是儿童。

**1938 年**　美国国会通过《食品、药品和化妆品法》（*FDCA*）。从此后，美国法规要求新药上市前必须向 FDA 提供安全性证明，并且经过审查批准后方可合法上市。

**1947 年**　纽伦堡"医生审判"宣判对纳粹医生的最终判决，并宣读了 10 条人体试验的伦理原则。这 10 条原则被后人称为《纽伦堡法典》（*The Nuremberg Code*）。是人类第一个国际临床研究伦理原则文件，规定了受试者自愿参加等重要的伦理原则。

**1947 年**　美国医生哈里·古尔德（Harry Gold）古尔德在美国康奈尔大学连续举办临床药理学系列讲座，成为临床药理学学科产生的标志。

**1948 年**　英国医学统计学家希尔（Hill）牵头开展了一项多中心、随机对照临床试验，旨在验证链霉素治疗肺结核的疗效。希尔使用了费希尔的随机数字表进行随机分组，这是临床试验方法学发展史上第二个标志性的试验，被视为第一个现代的随机双盲对照临床试验。

**1955 年**　美国医学家比彻(Beecher)在《美国医学会杂志》(*JAMA*)上发表了论文 *The Powerful Placebo*，将安慰剂效应引入现代医学和临床试验的视线。

**1961 年**　德国确定了导致全球大量畸形婴儿出生的共同祸根正是西德制药商梅瑞尔公司在 1957 年研制了一种新镇静剂——沙利度胺，又叫"反应停"。这就是著名的反应停事件。到 1962 年初，全球已经出现了约 12 000 例因服用沙利度胺造成的"海豚肢婴儿"。

**1962 年**　美国国会通过《科沃夫 - 哈里斯(Kefauver-Harris)修正案》。该法案第一次要求制药商在新药上市前必须向 FDA 提供经临床试验证明的药物安全性和有效性双重信息。该法案还将新药上市审批分成了两个环节。第一个环节是在新药动物试验结束后，为开展临床试验而进行申请和批准的环节，即研究性新药申请(IND)。在临床试验结束后，进入第二个环节，即新药上市申请(NDA)。该法案进一步明确地规定了新药最终上市前必须做三期临床试验，对新药临床试验的阶段和形制做出了明确的框架性规定，并沿用至今。

**1962 年**　希尔出版专著《临床与预防医学统计方法(*Statistical Methods in Clinical and Preventive Medicine*)》，该著作也被视为临床试验方法学发展的重要里程碑著作。

**1964 年**　在芬兰首都赫尔辛基召开的世界医学协会第十八届全体大会上，通过了《赫尔辛基宣言——涉及人类受试者医学研究的伦理学原则》(*Helsinki Declaration：Ethical Principle for Medical Research Involving Human Subjects*)，简称《赫尔辛基宣言》。从此以后，《赫尔辛基宣言》成为得到国

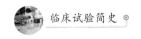

际公认的临床试验伦理原则。

**1972 年** 塔斯基吉梅毒试验被美国媒体曝光,舆论哗然。此时,该试验已经进行了整整 40 年,有 129 人因梅毒及其并发症死亡,只有 74 个受试者活了下来。

**1974 年** 美国成立了保护参加生物医学和行为学研究人体试验对象的全国委员会。同年,美国国会通过了《国家研究法案》(*National Research Act*),提出此后所有的人体试验都需要获得一个名为机构审查委员会(IRB)的组织的批准。

**1975 年** 在东京召开的第二十九届世界医学协会全体会议上,发布了《赫尔辛基宣言》1975 年版,首次提出了独立伦理委员会的概念。

**1978 年** 美国保护参加生物医学和行为学研究人体试验对象的全国委员会发表了人体试验伦理研究的经典文件——《贝尔蒙报告》(*Belmont Report*)。全称是《贝尔蒙报告:保护参加科研的人体试验对象的道德原则和方针》(*The Belmont Report,Ethical Principles and Guidelines for the Protection of Human Subjects of Research*)。

**1978 年** 美国 FDA 发布关于机构审查委员会的规定(Protection of Human Subjects,Standards for Institutional Review Boards for Clinical Investigations),规定了机构审查委员会(也就是伦理委员会)的组织、功能、运行要求,同时还建立了对其不合规行为的行政处理制度。以上法规后来被纳入21CFR50 中。

**1981 年** 美国 FDA 发布了关于知情同意的规定(Protection of Human Subjects;Informed Consent),不但规定了知情同意的总体要求,还规定了特殊情况以及特殊人群特别是儿童的知情同意操作。以上法规后来被纳入21CFR56中。

**1982年** 国际医学科学组织理事会(CIOMS)及世界卫生组织(WHO)合作制订发布了《涉及人的生物医学研究国际伦理准则建议》(*International Guildlines for Biomedical Research Involving Human Subjects*)。由于国际医学科学组织理事会的英文简称是CIOMS,这一准则也被人们习惯的称为*CIOMS*。*CIOMS* 1982年版将赫尔辛基宣言应用于发展中国家的具体环境。

**1983年** FDA发布21 CFR312,即关于研究用新药申请的法规(Resproposed New Drug, Antibiotic, and Biologic Drug Product Regulations),其中首次出现了关于申办者和研究者责任(Responsibilities of Sponsors and Investigators)的部分。对申请人和研究人员的主要职责做出了界定。另外,还最早出现了监查员(Monitor)一词。此后,英国、法国、日本、加拿大、韩国、澳大利亚等发达国家陆续建立起了自己的临床试验操作管理的相关法规。

**20世纪80年代后期** 合同研究组织(CRO)在美国、欧洲和日本迅速发展起来,产生了一批国际CRO巨头,比如昆泰(Quintiles)、科文斯(Covance)、精鼎(Parexel)等。另一类有别于CRO的名为现场管理组织(SMO)的新组织形式也产生了。SMO专门为医疗机构和个体研究者提供临床研究协调和助理服务。临床试验行业进入了临床试验工业革命1.0时代,并且开始了临床试验全球化进程。

**1989年** 北欧药品管理组织发布了《北欧CCP指导原则》。这个指导原则适用范围限于北欧国家,是第一个区域性的国际GCP。

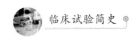

**20世纪80年代**　产生了关于"疗效"（Efficacy）和"效果"（Effectiveness）的概念区分。相应的，产生了以效果为健康产出评价指标的比较效果研究（CER）。包括实效临床试验（PCT）和其后出现的真实世界研究（RWS）。

**1990年**　由欧洲药品评价局（EMEA）、欧洲药业协会（EPPIA）、日本卫生部（MHW）、日本制药厂协会（JPMA）、美国药品食品管理局（FDA）和美国药业研究和药厂协会（PHRMA）三国六方正式发起了人用药品注册技术要求国际协调会议（International Conference on Harmonization of Technical Requirements for Registration of Pharmaceuticals for Human Use，简称ICH）。1991年，第一届ICH会议在比利时的布鲁塞尔召开，此后每两年召开一届。ICH的核心议题是进行药物研发和注册技术规范的国际协调，以统一标准，避免不必要的重复研发和验证试验，降低药物研发成本，提高注册审批效率。

**1993年**　CIOMS发布*CIOMS* 1993年版，引入了《贝尔蒙报告》的伦理三原则，特别是公正原则的引入，将受试者选择的风险公平负担和获益公平分配原则明确的覆盖到了发展中国家受试者人群，为发展中国家受试者保护提供了伦理依据。

**1995年**　WHO发布了药物临床试验质量管理规范指南（WHO *Guildlines for Good Clinical Practice*（GCP）*for Trials on Pharmaceutical Products*，WHO-GCP）。这是目前能够查到的最早的明确的以GCP命名的文件。从这个时候开始，关于临床试验质量管理规范的法规，被统称为GCP。

**1996年**　ICH颁布了ICH-GCP（E6 R1），该版本GCP得到了世界各国的广泛认可，代表了国际公认的临床试验操作规范标准。

**20 世纪末**　以提高临床试验效率和质量为目的,以信息化技术应用为标志,临床试验操作进一步走向标准化与中心化。与此同时,临床试验行业分工进一步细化,开始出现大量的临床试验专门产品和服务供应商。临床试验行业进入临床试验工业革命 2.0 时代。

**21 世纪初**　产生了适应性设计、篮式试验、伞式试验等临床试验设计新方法。

**2002 年**　CIOMS 发布 *CIOMS 2002 年版*,更加强调对发展中国家受试者所在社群获益的关注。

**2005 年**　世界卫生第五十八届大会决议倡议建立一个临床试验注册的平台,这就是后来建成的 WHO 国际临床试验注册平台(WHO International Clinical Trial Registration Platform,WHO ICTRP)。之后,英国、美国、澳大利亚等国都纷纷成立了自己的临床试验注册中心。

**2010 年以后**　随着大数据和人工智能的兴起,临床试验模式向以患者为中心转变,临床试验行业组织开始出现去中心化、平台化,临床试验行业进入工业革命 3.0 时代。

**2016 年**　美国国会公布了《21 世纪治愈法案》,批准了关于利用真实世界证据(RWE)取代传统临床试验结果作为扩大适应证的审批依据。

**2016 年**　ICH 颁布了最新版的 ICH-GCP〔E6(R2)〕,加入了关于基于风险的质量管理理念以及因应电子化数据管理的规范化操作要求的规定,反映了世界的药品注册法规新理念与技术革新的新趋势。

# 参 考 文 献

1. 刘雅莉,谢琪,刘保延,等. 临床试验百年历程概述[J]. 中国循证医学杂志,2016,16(11):1241-1249.

2. 张文彩,袁立壮,陆运青,等. 安慰剂效应研究试验设计的历史和发展[J]. 心理科学进展,2001,19(8):1115-1125.

3. 刘延保,谢琪,刘雅莉. 临床试验溯源[M]. 北京:科学出版社. 2016.

4. John I. Gallin, Frederick P. Ognibene,. 临床研究规范与准则——伦理与法规[M]时占祥,冯毅,译. 北京:科学出版社. 2013.

5. Philip J. Hilts. 保护公众健康——美国食品药品百年监管历程[M]. 姚明威,译. 北京:中国水利水电出版社. 2006

6. 杨丽然. 国际生命伦理重要准则演变研究——基于 NC 即 DOH 和CIOMS 的多种文本[M]. 北京:中国社会科学出版社,2017.

7. 赵博. 世界医学会《赫尔辛基宣言》——以人类为对象的医学研究的伦理学准则[J]. 美国医学会杂志(中文版),2001,10(20)5:215-216.

8. 杨丽然. 更高的伦理标准与更多的利益冲突——《赫尔辛基宣言》2008 年的修订[J]. 医学与哲学(人文社会医学版),2009,(5):76-78.

9. 王福玲. 世界医学会《赫尔辛基宣言》——涉及人类受试者的医学研究的伦理原则[J]. 中国医学伦理学,2016,29(3):544-546.

10. 国际医学科学组织理事会(CIOMS)联合世界卫生组织(WHO)制定,朱伟译,胡庆澧校. 涉及人的健康相关研究国际伦理准则(2016版)[M]. 上海:上海交通大学出版社. 2019.

11. 韩跃红. 护卫生命的尊严——现代生物技术中的伦理问题研究
　　〔M〕.北京：人民出版社,2005.

12. 纽伦堡法典

13. 贝尔蒙报告

14. 希波克拉底誓言

# 后 记

从 2018 年初到 2019 年底，在接近两年的时间里，我利用工作之余，写完了这本《临床试验简史》，虽然还有诸多遗憾，但总算是完成了自己的一个心愿。

能够和临床试验结缘，并且持之以恒，一路走到现在，我发自内心地感激三位同道和前辈。

第一位是我工作的第一家临床试验合同研究组织（CRO）的直线经理汪丽华女士。

之前我在医药企业接触过各种类型的工作，直到了解并接触到临床试验行业，才觉得这是适合自己的道路，希望能够进入一家专业的 CRO 系统地学习。正在这个时候，遇到了第一家 CRO 的汪女士，她给了我进入这个行业的机会。汪是一位对工作非常细致、要求非常严格的人，这也让我从一进入这个行业就学会什么是对的，什么是错；什么是必须做的，什么是不能做的。那段岁月，在实践中我逐渐知道了什么是"GCP 意识"，什么是《赫尔辛基宣言》。

第二位是我工作的第二家 CRO 的医学总监陈莉老师。

从事一段时间的临床试验工作后，我逐渐意识到，自己并不擅长琐碎且细致的操作性事务，更喜欢从系统性和全局层面思考问题，于是萌发了向管理方向转型的想法。正在这个时候，陈老师给了我机会，是她让我走上了管理岗位。陈老师是一位非常有人格魅力的中年女性。她有丰富的国内外从业经验，带领年轻人一起学习、成长、奋斗，并且能够把大家凝聚在一起，开心快乐地工作。所以公司从上到下都很亲切地称呼她为陈老师。她给了我足够的机会和信任，让我得到多个项目管理的经验积累和办事处行政管理的历练。正是在这家公司期间，我提高了自己的眼界，磨炼了自己的性格。如果没有这个阶段管理岗位的锻炼，我不可能对临床试验操作实务有如此深刻的了解，更难以在现在的学术研究工作中做到理论与实践结合。

　　第三位是我的博士生导师孙鹤老师。孙老师是美国FDA前高级评审官，著名的临床药理学家与研发管理专家。

　　在从事多年的临床试验操作与管理工作以后，我又走到了十字路口。到底是进一步地往高级管理方向发展，还是另换轨道？显而易见，前者更加符合大众路线，并且有最大可能性能够为家庭带来更好的生活。后者风险极大，前途未卜。毕竟人到中年，各方面的限制变多，压力很大。

　　我对自己过去的人生经历和自己的性格倾向做了一个全面的检视：到底我希望成为一个什么样的人，怎样度过余生？经过一年多的反思，我觉得自己真正在乎的，还真不是物质生活的丰盈和职业发展的辉煌。我想要从事学术和写作的工作。只有这样的工作才可以让我无所谓工作日还是假日，无所谓舒适还是艰苦，无所谓富裕还是清贫，无所谓孤独还是繁华。

　　所以，在人到中年、正需要养家糊口的时候，我做出了一个自己此生为止最大的决定，脱产读博。

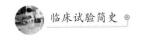
孙老师就是我的临床试验之路的第三位贵人。他兼具学者的逻辑思维和企业高级管理者的宏观思维，是他给了我机会，让我在工作多年以后，得以重返校园，走上学术道路，也是他指引我走出了学术迷茫，找到了学术方向，确定了一生的学术理想。

很庆幸，在每一个关口，我都遇到了贵人，没有他们的帮助，我不可能如现在这样能够过自己想要的生活。尽管这样的生活与物质的富裕无关，甚至还有一点清贫，却是我历尽了千辛万苦才抵达的。

感恩每一位前辈和师者。